G. Huber
Normalgewicht - das Deltaprinzip

Die Reihe NEUE AKTIVE WEGE befasst sich mit evidenzbasierten bewegungsbezogenen Interventionen zur Gesundheitsförderung.
Sie liefert Grundlagen für die Planung, Realisation und Evaluation von erfolgreichen Interventionskonzepten in Gesundheitssport und Bewegungstherapie.
Herausgegeben wird die Reihe von
Prof. Dr. Klaus Pfeifer (Erlangen),
Prof. Dr. Gerhard Huber (Heidelberg) und
Prof. Dr. Klaus Schüle (Köln).

G. Huber

Normalgewicht – das Deltaprinzip

Grundlagen und Module zur Planung von Kursen

Unter Mitarbeit von Angelika Baldus

Mit 48 Abbildungen und 14 Tabellen

Die beiliegende CD-ROM enthält

- Visualisierung des Ernährungs- und Bewegungsverhaltens
- Lehrmaterialien für Kursleiter
- Bewegungstagebuch, Ernährungs- und Bewegungspyramide für Patienten
- Alle Module und Abbildungen des Buches

Deutscher Ärzte-Verlag Köln

Prof. Dr. phil. Gerhard Huber
Institut für Sport und
Sportwissenschaft
Im Neuenheimer Feld 700
69120 Heidelberg

Angelika Baldus
Deutscher Verband für
Gesundheitssport und
Sporttherapie (DVGS)
Vogelsanger Weg 48
50354 Hürth

ISBN 978-3-7691-0561-2
aerzteverlag.de

Bibliografische Information der Deutschen Nationalbibliothek
Die Deutsche Nationalbibliothek verzeichnet diese Publikation in der Deutschen Nationalbibliografie; detaillierte bibliografische Daten sind im Internet über http://dnb.d-nb.de abrufbar.
Die Wiedergabe von Gebrauchsnamen, Handelsnamen, Warenbezeichnungen usw. in diesem Werk berechtigt auch ohne besondere Kennzeichnung nicht zu der Annahme, dass solche Namen im Sinne der Warenzeichen- oder Markenschutz-Gesetzgebung als frei zu betrachten wären und daher von jedermann benutzt werden dürfen.

Wichtiger Hinweis:
Die Medizin und das Gesundheitswesen unterliegen einem fortwährenden Entwicklungsprozess, sodass alle Angaben immer nur dem Wissensstand zum Zeitpunkt der Drucklegung entsprechen können.
Die angegebenen Empfehlungen wurden von Verfassern und Verlag mit größtmöglicher Sorgfalt erarbeitet und geprüft. Trotz sorgfältiger Manuskripterstellung und Korrektur des Satzes können Fehler nicht ausgeschlossen werden.
Der Benutzer ist aufgefordert, zur Auswahl sowie Dosierung von Medikamenten die Beipackzettel und Fachinformationen der Hersteller zur Kontrolle heranzuziehen und im Zweifelsfall einen Spezialisten zu konsultieren.

Der Benutzer selbst bleibt verantwortlich für jede diagnostische und therapeutische Applikation, Medikation und Dosierung.
Verfasser und Verlag übernehmen infolgedessen keine Verantwortung und keine daraus folgende oder sonstige Haftung für Schäden, die auf irgendeine Art aus der Benutzung der in dem Werk enthaltenen Informationen oder Teilen davon entstehen.
Das Werk ist urheberrechtlich geschützt. Jede Verwertung in anderen als den gesetzlich zugelassenen Fällen bedarf deshalb der vorherigen schriftlichen Genehmigung des Verlages.

Copyright © 2009 by
Deutscher Ärzte-Verlag GmbH
Dieselstraße 2, 50859 Köln

Umschlagkonzeption: Hans Peter Willberg und Ursula Steinhoff
Titelgrafik: Bettina Kulbe
Coverabbildung Bilddatenbank: istockphoto
Manuskriptbearbeitung: Gabriele Preetz-Kirchhoff
Satz: Plaumann, 47807 Krefeld
Druck/Bindung: Bercker, 47623 Kevelaer

5 4 3 2 1 0 / 614

Inhaltsverzeichnis

1	**Einleitung**	**1**
2	**Epidemiologie**	**5**
	2.1 Adipositas – ein globales Phänomen („Globesity") – 6	
	2.2 Adipositas in Europa – 7	
	2.3 Adipositas in Deutschland – 7	
	2.4 Zur zeitlichen Dynamik: Nie in der Menschheitsgeschichte gab es so viele dicke Menschen – 9	
	2.5 Übergewicht im Kindes- und Jugendalter – 11	
3	**Einteilungen und Methoden zur Erfassung der Adipositas**	**17**
	3.1 Body-Mass-Index (BMI) – 17	
	3.2 Verhältnis von Taillenumfang zu Hüftumfang (waist-to-hip-ratio, WHR) – 20	
	3.3 Erfassung der Körperzusammensetzung und Körperfettmessungen („Body Composition") – 20	
	3.3.1 Körperfettmessung durch Bioimpedanzanalyse (BIA) – 21	
	3.3.2 Körperfettmessung mit Infrarot (Futrex) – 22	
	3.4 Wie viel Fett darf es sein? – 22	
	3.5 Adipositas als Krankheitsbild in der International Classification of Diseases (ICD) und in der International Classification of Functioning Disability and Health (ICF) – 22	
4	**Mögliche Ursachen und sichere Folgen der Adipositas**	**25**
	4.1 Ätiologie der Adipositas – 26	
	4.2 Sozialökologisches Modell von Bronfenbrenner – 27	
	4.2.1 Soziookologisches Modell und Adipositasentstehung – 28	
	4.2.2 Konsequenzen aus dem sozialökologischen Konzept – 28	
	4.3 Konzept der adipogenen Umgebung – 29	
	4.3.1 Ein altmodischer Ansatz für ein modernes Thema: Die epidemiologische Triade als Erklärungsmodell der Ursachen der Adipositas – 30	
	4.3.2 Konsequenzen aus dem Konzept der adipogenen Umgebung – 32	
	4.4 Psychosoziale Faktoren – 32	
	4.5 Ernährung – 33	
	4.5.1 Ursprung des Problems: die menschliche Evolution – 36	
	4.5.2 Nur ein Zuviel an Fett ist schlecht – 39	
	4.6 Genetik – 39	
	4.7 Bewegung und Bewegungsmangel – 40	
	4.8 Wer ist schuld am Übergewicht? Ernährung oder Bewegung? – 41	
	4.9 Folgen der Adipositas – 43	
	4.9.1 Auswirkungen der Adipositas auf die Mortalität – 43	

4.9.2 Auswirkungen der Adipositas auf die Morbidität – 44
4.9.3 Gesundheitsökonomische Aspekte der Adipositas – 46

5 Behandlungsansätze und deren Wirksamkeit oder: Über das, was wirkt, und das, was nicht wirkt ... 51
5.1 Diäten – 53
5.2 Bewegung – 57
5.3 Verhaltensmodifizierende und kognitive Ansätze – 59
5.4 Medikamente – 60
5.5 Chirurgische Eingriffe – 60

6 Das Deltaprinzip – ein Bewegungskonzept ... 63
6.1 Warum stützt sich das Deltaprinzip in erster Linie auf Bewegung? – 65
6.2 Individueller Energieverbrauch und seine Einflussfaktoren – 66
6.3 Energieverbrauch durch körperliche Aktivität – 68

7 Das Deltaprinzip – Grundlagen des modularen Bewegungsprogramms ... 75
7.1 Zielsetzungen des Deltaprinzips – 75
  7.1.1 Einleitung und Aufrechterhaltung einer Gewichtsreduzierung durch die Erhöhung des Umfangs der körperlichen Aktivität – 76
  7.1.2 Analyse und Überwindung möglicher Nutzerbarrieren zur Erhöhung der körperlichen Aktivität – 76
  7.1.3 Entwicklung einer tragfähigen Umsetzung des Deltaprinzips in den individuellen Lebensstil – 77
  7.1.4 Langfristige und konsequente Integration des Deltaprinzips in den individuellen Lebensstil – 77
7.2 Grundregeln und ihre gesundheitspsychologischen Grundlagen – 78
7.3 Wissen – 81
7.4 Handeln – 84
7.5 Bewegungspyramide – 85
7.6 Psychosoziale Aspekte und Emotion – 86
7.7 Ergänzende Strategien zur Verbesserung der Nachhaltigkeit: der 6-V-Ansatz – 87
7.8 Modulares Bewegungsprogramm – 87
7.9 Konstruktionsprinzipien: Wie baue ich die Module zusammen? – 89

8 Module zur Vermittlung des Deltaprinzips ... 93
8.1 Überblick über die Module – 93
8.2 Wissensmodule – 95
  W 1 Erläuterung des Deltaprinzips – 96
  W 2 Erläuterung der evolutionären Grundlagen des Deltaprinzips – 97
  W 3 Energiedichte der Ernährung 1 – 98
  W 4 Energiedichte der Ernährung 2 – 99
  W 5 Energieverbrauch: Grundumsatz und Rolle der Körperkomposition – 100
  W 6 Energieverbrauch durch körperliche Aktivität 1 – 101
  W 7 Energieverbrauch durch körperliche Aktivität 2 – 102
  W 8 Einsatz des Bewegungstagebuchs und eines Schrittzählers – 103
  W 9 Bewegungspyramide – 104
  W 10 Integration der Bewegung in den Alltag – 105

	W 11	Kalt, Regen und null Bock: Wie gehe ich mit Hindernissen um? Teil 1 Problemlösungsstrategien – 106
	W 12	Kalt, Regen und null Bock: Wie gehe ich mit Hindernissen um? Teil 2 Antizipation von Problemen und therapeutisches Verhalten – 107
8.3	Handlungsmodule – 108	
	H 1	In Bewegung bringen: Einführung in ein ausdauerorientiertes Walkingtraining – 110
	H 2	Ausdauerorientiertes Walkingtraining: Selbstständige Belastungssteuerung durch Zeitgefühl und Beanspruchungswahrnehmung – 112
	H 3	Ausdauerorientiertes Walkingtraining: Steigerung der Belastung und Vertiefung – 113
	H 4	Körperwahrnehmung 1: Aufrecht und doch entspannt – 114
	H 5	Körperwahrnehmung 2: Achtsamkeit für den eigenen Körper – 115
	H 6	Muskelaufbautraining 1: Muskulatur – der Schlüssel zur Fitness – 117
	H 7	Muskelaufbautraining 2: Muskulatur als wirksame Fettschmelze – 120
	H 8	Koordination 1: Grundlagen – 123
	H 9	Koordination 2: Schaffung von Bewegungsfreude durch Spiele – 124
	H 10	Die Jeden-Tag-Gymnastik für zu Hause – 125
	H 11	Freizeitsportarten kennenlernen – 125
	H 12	Bewegung in den Alltag integrieren – 127
8.4	Module zur Veränderung von Einstellungen und Emotionen – 128	
	E 1	Vermittlung von Selbstwirksamkeitserfahrungen: Handlungserwartung – 129
	E 2	Vermittlung von Selbstwirksamkeitserfahrungen: Kompetenzerwartung – 130
	E 3	Schaffung von sozialer Unterstützung 1 – 130
	E 4	Schaffung von sozialer Unterstützung 2 – 132
	E 5	Beteiligt statt nur betroffen: Kontrollüberzeugung – 133
	E 6	Beteiligt statt nur betroffen: Abbau von ungünstigen Attribuierungsmustern – 134
	E 7	Förderung der Motivation 1 – 135
	E 8	Förderung der Motivation 2 – 136
	E 9	Die 6-V-Methode – 137
	E 10	Stimmungsmanagement durch Bewegung – 138
8.5	Evaluationsmodule – 139	
	Eva 1	Basisdokumentation – 140
	Eva 2	Evaluationsmethoden – 141
8.6	ICF-orientierte Stundenplanung – 144	

Stichwortverzeichnis **147**

Inhalt der CD:
Visualisierung des Ernährungs- und Bewegungsverhaltens
Lehrmaterialien für Kursleiter
Bewegungstagebuch, Ernährungs- und Bewegungspyramide für Patienten
Alle Abbildungen und Module des Buches

1 Einleitung

So war das in der evolutionären Entwicklung der Menschen nicht vorgesehen. Zeiten, in denen dem Menschen über längere Zeit weitaus mehr Nahrungsenergie zur Verfügung stand, als er tatsächlich verbrauchte, gab es nicht. Die biologischen Systeme des Menschen sind hervorragend darauf vorbereitet, kurzfristige Energielücken zu überbrücken, Energie zu speichern und den gesamten Organismus auf einen Sparmodus umzuschalten. Die Lösung ist relativ einfach: ein Zuviel an Energie – ein Zuwenig an Aktivität führt zu Übergewicht und Adipositas.

Dieses Thema Übergewicht ist wie kaum ein anderes durch ein groteskes Missverhältnis geprägt. Einem riesigen Berg von Empfehlungen, Diäten und sonstigen Ratschlägen steht ein kleiner Maulwurfshügel an wirklich gesicherten Erkenntnissen gegenüber. Dieses Buch orientiert sich an diesem Maulwurfshügel und entwickelt daraus ein Konzept, um auf der Basis von mehr körperlicher Aktivität den betroffenen Menschen die Chance zu eröffnen, ihr Gewicht, welches sie nicht nur körperlich belastet, langfristig und eigenverantwortlich zu steuern.

Kein Aphorismus, keine Weisheit, kein wissenschaftliches Zitat kann das Problem Adipositas in seinen vielen Facetten so treffend charakterisieren, wie dieser Ausschnitt aus einem Internetforum für Übergewichtige.

> Im Mai 2002 habe ich im Dirndl mit 116 kg auf der Waage geheiratet. Heute 2 Jahre später wiege ich 140 kg, und es funktioniert gar nichts, was das Thema abnehmen betrifft, habe alle Wundermittel, die es in der Apotheke gibt, durch, egal ob Reductil, ob Xenical, oder den heftigen Appetitzügler Antiadipositum X112.
> Xenical ist gut, wenn man so richtig über die Stränge schlägt (z.B. Schnitzel mit Pommes), dann werfe ich mir 2 von den Pillen ein, habe 24–48 Stunden später Durchfall und nichts zugenommen. Da mein Mann auch gerne falsche Sachen isst und wir beide sehr, sehr bewegungsfaul sind, weiß ich nicht, wie ich diese 140 kg wieder verringern kann.
> Salat und Obst kaufen wir gar nicht mehr, weil das bei uns schlecht wird.
> Was ich dann gerne koche (kalorienarm), ist Gemüsereis, das mag dann aber mein Mann leider nicht.
> Übermorgen habe ich 10-jähriges Abitreffen, damals habe ich 98 kg gewogen, jetzt 140 kg, oh Mann, die werden sich sicherlich nach der Feier das Maul zerreißen ... Gesundheitlich bin ich eigentlich relativ fit, bis auf hohen Blutdruck und schwache Kondition beim Treppensteigen.
> Ab nächste Woche haben wir 3 Wochen Urlaub: Fahrrad fahren im Münsterland ist angesagt. Vielleicht ist das ja ein neuer Anfang zur Gewichtsabnahme.
> Fazit: Wenn unsere Gesellschaft viel toleranter den Übergewichtigen gegenüber wäre oder aber man nicht immer diese superdürren Hühner im Fernsehen begaffen würde, wäre das Leben für mich persönlich, trotz Übergewicht, wesentlich angenehmer. Es gibt ja bei Karstadt in der Sportabteilung noch nicht mal Größe 50 für Frauen, und ich brau-

> che Größe 54/56, dürfen Dicke keinen Sport machen? … und Ulla Popken ist einfach zu teuer!!!
> Ich grüße alle, die auch so fühlen wie ich.
> Quelle: http://www.diaeten-sind-doof.de

Ein altes pädagogisches Grundprinzip lautet, die Menschen dort abzuholen, wo sie mit ihren Problemen stehen.

Gesundheit und Aussehen gehören für die meisten Menschen zu den wesentlichen Faktoren, die ihre individuelle Lebensqualität bestimmen. Ernährung und Bewegung bilden dazu die wichtigen Grundlagen. In Relation zu der „Gewichtung", die Ernährung, Aussehen und Fitness für unsere Lebensqualität haben, ist das tatsächliche Wissen um deren entscheidende Grundlagen – Bewegung und Ernährung – sehr beschränkt. Vor diesem Szenario des Nichtwissens entwickelten sich unzählige Diätempfehlungen, deren Gesamtwirkung insgesamt als niederschmetternd gering bezeichnet werden muss. Ebenso unbestritten ist die Tatsache, dass ohne die Integration eines geeigneten Bewegungsprogramms keine nachhaltige Gewichtsreduzierung möglich ist.

Aber auch hier ist das Handeln mehr von Glaube und Hoffnung als von solider wissenschaftlicher Evidenz geprägt.

„Es ist ganz leicht, sich das Rauchen abzugewöhnen; ich habe es schon hundert Mal geschafft." Diese Aussage wird dem amerikanischen Schriftsteller Mark Twain zugeschrieben. Er beschreibt damit auch treffend die Bemühungen vieler Menschen, die schon oft ihr unerwünscht hohes Körpergewicht reduzieren konnten, aber sehr schnell wieder zunahmen und ihr Ursprungsgewicht danach meist übertrafen. Dadurch wird deutlich, dass die Langfristigkeit und die Nachhaltigkeit von zentraler Bedeutung ist für die Effektivität eines Programms zur Gewichtsregulation.

Es ist deshalb notwendig, auf der Grundlage der Entstehungsbedingungen des Übergewichts und der Adipositas das verfügbare Wissen zu sammeln und es so aufzubereiten, dass es im Rahmen von Abnehmprogrammen genutzt werden kann. Die in diesem Buch praktizierte Vorgehensweise ist in einem positiven Sinne eklektisch. Sie verbindet aus einer primär bewegungswissenschaftlichen Perspektive die wissenschaftlichen und konzeptionellen Erkenntnisse der Medizin und der Psychologie mit den bisher nach meiner Einschätzung vernachlässigten Aspekten der menschlichen Bewegung.

Die Programme im Kampf gegen das Übergewicht belegen deutlich, dass es der geballten Kraft verschiedener Disziplinen und Professionen bedarf, um erfolgreich zu agieren. Diese werden dargestellt, und auf deren Grundlage wird ein modular aufgebautes verhaltensorientiertes Bewegungsprogramm entwickelt. Die Module sind untereinander kombinierbare Bausteine. Mit diesem Konzept wird auch der Orientierung an der **International Classification of Functioning (ICF)** Rechnung getragen.

Das Buch wendet sich an alle, die mit dem Thema der Gewichtsreduktion beschäftigt sind und hier vorzugsweise an diejenigen, die entsprechende Programme entwickeln und anbieten – Sporttherapeuten, Sportlehrer, Physiotherapeuten, Ernährungsberater – aber auch an interessierte Laien.

Das Buch ist kein reines Praxisbuch, davon gibt es schon (zu) viele. Die Praxisteile und Beispiele sollen aber zeigen, wie die evidenzbasierten Überlegungen konkret umzusetzen sind. Theoriegeleitete Praxis beschreibt wohl am besten meine Intention.

Ein kurzer Hinweis zum Aufbau und Gebrauch des Buches. Es ist nicht zwingend notwendig, die einzelnen Kapitel nacheinander abzuarbeiten wie einen Roman. Sie können auch jederzeit ein einzelnes, Sie besonders interessierendes Kapitel herausgreifen.

1 Einleitung

Allerdings versäumen Sie dann den „dramaturgischen" Aufbau des Buches.

- Zunächst geht des darum, die vorliegenden Zahlen zur Verbreitung des Übergewichts und der Adipositas zu analysieren. Diese epidemiologischen Zahlen liefern Belege für das Ausmaß des Problems und dessen Veränderung über die Zeit.
- Dies führt zu ersten Vermutungen über mögliche soziale oder individuelle Ursachen der Gewichtsentgleisung. Diese werden im Kapitel 4 vorgestellt.
- Die Vorstellung des eigentlichen Programms erfolgt auf der Grundlage des wissenschaftlich gesicherten Kenntnisstandes. Diese Analyse des Forschungsstandes zeigt weniger eine Erfolgsgeschichte, sondern ist viel eher ein Beleg dafür, dass Gewichtsreduzierungen langfristig weitaus häufiger scheitern als gelingen. Ein Forschungsüberblick sichtet erfolgreiche und nicht erfolgreiche Ansätze.
- Erfolgversprechende Ansätze bilden die Grundlage für die Idee des Deltaprinzips. Dieses wird in den Kapiteln 6 und 7 entwickelt und vorgestellt.
- Im Kapitel 8 wird das darauf aufbauende modulare Bewegungsprogramm präsentiert und erläutert.

Das vorliegende Buch ist dadurch geprägt, dass die von Kurzatmigkeit gekennzeichneten Diäten und Bewegungsprogramme („Bauch weg in 10 Tagen") durch ein umfassendes, interdisziplinäres, bio-psychosoziales und individuelles Programm abgelöst werden und bietet somit eine Alternative zu zeitlich limitierten Interventionen. Nur durch eine über Bewegung initiierte und begleitete Umstellung des Lebensstils ist eine langfristige Gewichtsregulation möglich. Dabei gehe ich von folgenden Prämissen aus:

- Das Problem Adipositas ist kein „eigentliches" Problem. Es ist das Resultat eines Ungleichgewichtes zwischen Energieaufnahme und Energieverbrauch.
- Adipositas ist deshalb viel eher ein Symptom als eine Ursache.
- Die eigentliche Ursache ist die reduzierte körperliche Aktivität, der Bewegungsmangel.
- Ohne ausreichende körperliche Aktivität zur Beseitigung dieses Bewegungsmangels ist eine dauerhafte Gewichtsregulation nicht möglich.
- Alltägliche Bewegungsaktivitäten und sportliche Aktivitäten stellen dabei die wirksamsten und wichtigsten Formen von körperlicher Aktivität dar. Damit schaffen wir es, die Menschen so zu motivieren, dass sie lange genug aktiv sind, um gewichtsregulierend zu wirken.
- Das Thema Gewichtsregulation wird oft nur aus dem Blickwinkel einer Disziplin (z.B. Sport-, Bewegungswissenschaft, Ernährungswissenschaft, Psychologie, Medizin usw.) betrachtet. Interventionsmethoden werden dann vor dem Hintergrund dieser monothematischen Perspektiven konzipiert und durchgeführt. Zwar wird die Notwendigkeit begleitender Maßnahmen betont, diese sind aber nicht miteinander vernetzt und beziehen sich nicht auf einander. An Stelle der häufig geforderten multidisziplinären Konzeptionen wird ein pluridisziplinärer Ansatz verfolgt mit oft bescheidenen Erfolgen. Ein typisches Beispiel sind Diäten mit der Zusatzempfehlung, sich „mehr zu bewegen". In dem vorliegenden Buch geht es darum, psychologische Elemente zur kognitiven behavioralen Behandlung der Adipositas mit geeigneten Bewegungsaktivitäten nicht einfach zu verbinden, sondern sie ineinander überzuführen und sie dadurch zum Leben zu erwecken.
- Gewicht reduzieren und Gewicht halten müssen immer von der Person selbst ausgehen. Im Gegensatz zu vielen Interventionen im Medizinbereich ist das Gewicht nicht von externen Interventionen

abhängig, sondern nur vom selbst gesteuerten Handeln und Verhalten der Person. Das krampfhafte und in der Regel nur kurzfristige Verändern von Essgewohnheiten ist deshalb meist zum Scheitern verurteilt. Nur die Vermittlung von geeigneten Fähigkeiten, Fertigkeiten und Einstellungen kann das Problem ändern. Gewichtsreduktion kann deshalb nur über die Vermittlung einer spezifischen Handlungs- und Sozialkompetenz, also das Erleben, das Erfahren und das Lernen und Befähigen funktionieren.

Über die individuelle Perspektive hinaus hat sich die Adipositasepidemie zu einem gesamtgesellschaftlichen Problem entwickelt. Die Europäische Ministerkonferenz der EU hat deshalb im Jahr 2006 eine europäische Charta zur Bekämpfung der Adipositas verabschiedet, in der das Übergewicht zur wahrhaft schwersten Herausforderung für die Gesundheitspolitik in Europa bezeichnet wurde. Allerdings enthält das Schriftstück außer einer Beschreibung des Problems und daraus abgeleiteten Zielen nur wenige konkrete Hinweise dazu, wie denn diese Ziele zu erreichen sind. Nun kann man darüber streiten, ob ein solches Dokument geeignet ist, zielführende Methoden und Inhalte zu beschreiben, es ist auf jeden Fall klar, dass ohne geeignete Maßnahmen das Problem Übergewicht im wahrsten Sinn des Wortes schwerwiegender wird.

Die einzelnen Erkenntnisse dieses Buches sind überhaupt nicht neu. Im Gegenteil, das Leitmotiv war bereits Hippokrates bekannt:

„Wenn wir jedem Individuum das richtige Maß an Nahrung und Bewegung zukommen lassen könnten, hätten wir den sichersten Weg zur Gesundheit gefunden." (Hippokrates, 460–370 v. Chr.)

Auch die Erkenntnis der Lebensstiländerung als entscheidendem Schlüssel ist seit vielen Generationen bekannt. Mehr als 2000 Jahre nach Hippokrates, aber weit mehr als 150 Jahre vor uns erkannte Sebastian Kneipp:

„Gesundheit bekommt man nicht im Handel, sondern durch den Lebenswandel." (Sebastian Kneipp, 1821–1897)

Was jedoch neu ist, ist die Umsetzung dieser Erkenntnisse. Diese mündet in das Deltaprinzip. Das Delta (Δ) ist der vierte Buchstabe im griechischen Alphabet und hat in verschiedenen Disziplinen eine unterschiedliche Bedeutung. Die wohl bekannteste ist die des großen Deltas, welches in der Mathematik als Symbol für eine Differenz dient. Genau diese Bedeutung ist hier gemeint. Wenn die Energiebilanz der Schlüssel zu einer effektiven Gewichtskontrolle ist, dann ist die Differenz aus Energieaufnahme und Energieverbrauch die entscheidende Größe. Nur wenn es gelingt, eine angemessene Differenz zwischen der Energieaufnahme und dem Energieverbrauch zu schaffen, kann das Gewicht reduziert werden.

Die Gestaltung eines bewegungsorientierten Lebenswandels ist in diesem Sinne wohl das effektivste Mittel, um das Gewicht zu halten oder zu reduzieren. Nichts Anderes reduziert die Zahl der Adipösen und Übergewichtigen.

2 Epidemiologie

Man ist niemals zu schwer für seine Größe, aber man ist oft zu klein für sein Gewicht.
(Gert Fröbe, Schauspieler)

Übergewicht und seine verschärfte Form, die Adipositas, haben ihren Charakter als Wohlstandskrankheit schon seit Langem verloren. Betroffen sind vorwiegend nicht mehr die wohlhabenden Menschen, sondern das Problem Adipositas und Übergewicht wurde gesellschaftlich herabgereicht. Die unteren sozioökonomischen Schichten sind heute weitaus häufiger betroffen. Genauso wurde das Problem über viele Ländergrenzen hinweg aus den westlichen Industriestaaten in nahezu alle Regionen der Welt exportiert. Dies führt zu einem Zustand, den die Weltgesundheitsorganisation WHO als globale Epidemie der Adipositas (englisch: „obesity") bezeichnet und für den sie den Ausdruck „Globesity" wählt.

Das Thema Adipositas kann nur dann in seiner vollen Bedeutung erfasst werden, wenn man sich veranschaulicht, welche Menschen und wie viele Menschen besonders häufig davon betroffen sind, wie sich diese Zahlen in der Vergangenheit entwickelt haben und welche Entwicklungsdynamik sich dabei abzeichnet. Erst dadurch werden mögliche potenzielle Ursachen, Entwicklungstendenzen und Entstehungsmechanismen deutlich. Diese Fragen lassen sich nur mit Hilfe von beschreibenden und analysierenden epidemiologischen Daten beantworten. Insbesondere für die Entwicklung und auch Begründung einer bewegungsori-

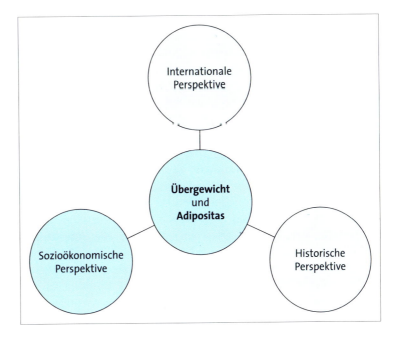

Abb. 2.1: Perspektiven der Epidemiologie der Adipositas

entierten Behandlungsstrategie ist dies von hoher Relevanz. Dabei ist vor allem die Betrachtung aus unterschiedlichen Perspektiven von Bedeutung:

- Die internationale Perspektive: Wie hoch ist der Anteil von übergewichtigen und adipösen Menschen in verschieden Nationen und Kulturen?
- Die historische Perspektive: Wie hat sich der Anteil von übergewichtigen und adipösen Menschen in verschieden Nationen und Kulturen in den letzten hundert Jahren verändert?
- Die sozioökonomische Perspektive: Wie hoch ist der Anteil von übergewichtigen und adipösen Menschen in verschieden sozialen Gruppierungen?

2.1 Adipositas – ein globales Phänomen („Globesity")

Um das Jahr 2000 war es zum ersten Mal so weit. Es gab mehr Menschen auf dem Erdball, die Übergewicht oder Adipositas zeigten, als solche, die an Unterernährung oder Nahrungsmangel litten. Es soll und kann hier nicht darüber diskutiert werden, ob damit ein Fortschritt für die Menschheit erreicht wurde. Tatsache ist vielmehr, dass nahezu jeder vierte Mensch auf der Erde übergewichtig oder adipös ist. Die rasche Ausweitung dieses Problems von den Industrienationen zu den Ländern der dritten Welt führte zu der Erkenntnis, dass es sich dabei um ein „global obesity" oder eben „Globesity" handelt. Paradoxerweise gibt es in vielen Ländern der dritten Welt ein gleichzeitiges Nebeneinander von Über- und Unterernährung. So zeigen z.B. Schwellenländer beispielsweise in Südamerika einen erstaunlich hohen Anteil von übergewichtigen und adipösen Menschen (s.a. Abb. 2.2).

Diese weite Verbreitung zeigt, dass es sich um kein lokales oder isoliertes Problem handelt. Deshalb kann davon ausgegangen werden, dass die Entstehungsbedingungen einen nahezu universellen Charakter haben. Eine qualitativ zu fette und zu süße Nahrungszusammensetzung und ein Zuviel im Sinne eines ungünstigen Deltas führen allein in den USA dazu, dass mehr als zwei Drittel der Bevölkerung an Übergewicht leiden. Allerdings sind die unterschiedlichen Ethnien auch unterschiedlich stark betroffen. So findet sich bei den afroamerikanischen und den Ureinwohnern (Indianern und Inuit) ein deutlich höherer Anteil als bei den weißen Menschen, den „white Caucasian".

> Ein bemerkenswertes Zusammenwirken von genetischen Faktoren und Umweltfaktoren zeigt sich beim Stamm der Pimaindianer. Diese haben, wohl seit Urzeiten, eine genetische Disposition zum Übergewicht. Ein Teil dieser Indianer siedelte sich in einem ländlichen Gebiet in Mexiko an, ein anderer Teil blieb auf dem Weg aus Asien über die Beringstraße bereits in Arizona in der Nähe der Stadt Phoenix hängen. Während der mexikanische Zweig seinen ursprünglichen Lebensstil beibehielt, wurde der Stamm in Arizona schnell ein Teil des American Way of Life. Diesen bezahlen die Indianer mit einem durchschnittlichen BMI von über 33 und einer Diabetesprävalenz von weit über 50%. Der mexikanische Stamm hat zwar auch eine überdurchschnittliche Diabetesprävalenz von 8% (Deutschland 6%), der durchschnittliche BMI beträgt aber nur 24,9 und die Zahl der Diabetesfälle ist nur ein Sechstel so hoch.

Insgesamt sind nach Angaben der Weltgesundheitsorganisation mehr als eine Milliarde aller Erwachsenen übergewichtig und über 300 Millionen Menschen fettsüchtig. Dieser Trend hält auch weiter an. So rechnet die WHO im Jahr 2015 mit 2,3 Milliarden übergewichtigen und rund 700 Millionen adipösen Menschen.

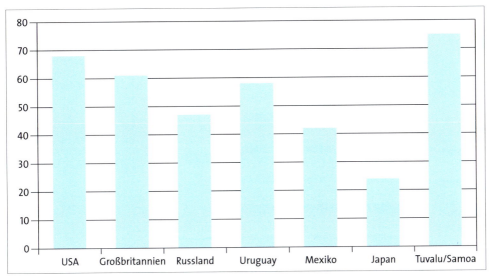

Abb. 2.2: Prozentualer Anteil der übergewichtigen Männer in ausgewählten Nationen (Quelle: WHO Global Data Base 2000)

Besonders rasch steigen die Zahlen für die Länder in Lateinamerika an. Extrem sind die Befunde einiger Pazifikinseln. Rund 70% der Bevölkerung Mikronesiens, Tongas oder auf den Cookinseln sind adipös. Nicht viel anders sieht es auf den Pazifikinseln Samoa und Palau aus, hier sind es 48 und 43%.

2.2 Adipositas in Europa

Adipositas hat sich auch in Europa zu einem vordringlichen Gesundheitsproblem entwickelt. So hat sich die Adipositasprävalenz in den letzten 20 Jahren verdreifacht, und es ist davon auszugehen, dass im Jahr 2010 21% der Erwachsenen (dies entspricht etwa 150 Millionen Menschen) und 10% der Kinder (ca. 30 Millionen) an Adipositas leiden werden. Dabei gibt es auch hier große Unterschiede sowohl innerhalb der einzelnen Länder als auch zwischen den einzelnen Ländern. So beträgt die Adipositasrate in Portugal nur 13%, in Finnland sind mit 23% nahezu ein Viertel aller Einwohner betroffen. Typischerweise gibt es sehr hohe Varianzen in den einzelnen Ländern, die vor allem durch soziale Faktoren wie die individuelle Schichtzugehörigkeit bestimmt werden. Die Kosten, die für die Gesundheitssysteme in den einzelnen Ländern entstehen, können nur geschätzt werden. Man geht davon aus, dass ca. 6% der Gesamtausgaben für Gesundheit auf Adipositas zurückzuführen sind. (alle Daten aus: http://www.euro.who.int/Document/NUT/ObesityConf_10things_Eng.pdf). In der Ende 2006 formulierten „Europäischen Charta zur Bekämpfung der Adipositas" wird die Adipositasepidemie als eine der schwersten Herausforderungen für die Gesundheitspolitik bezeichnet.

2.3 Adipositas in Deutschland

Auch Deutschland kann sich dem internationalen Trend nicht entziehen, im Gegenteil, egal um welche spezifische Bevölkerungsgruppe es sich handelt, Deutschland findet sich häufig in der Spitzengruppe. Nach Daten des Statistischen Bundesamtes (2005) sind 58% der erwachsenen Männer und 42% der erwachsenen Frauen in Deutschland übergewichtig. Etwa ein Viertel aller Be-

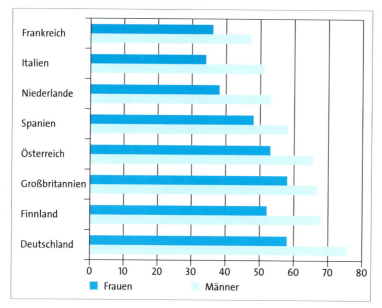

Abb. 2.3: Anteil übergewichtiger Menschen (BMI > 25) in Prozent in ausgewählten EU-Staaten (Quelle: International Association for the Study of Obesity 2005)

troffenen sind mehr als übergewichtig, nämlich deutlich adipös (14% der Männer und 13% der Frauen). Untergewichtig sind dagegen nur 1% der Männer und 4% der Frauen. Auf die genauen diagnostischen Unterschiede zwischen Übergewicht und Adipositas wird im nächsten Kapitel eingegangen.

Allerdings muss auch darauf hingewiesen werden, dass selbst ein auf den ersten Blick einfach zu ermittelnder Wert wie Größe und Gewicht zur Ermittlung des BMI nicht immer eindeutig ist. So muss differenziert werden zwischen Daten, die auf der Grundlage von Befragungen erhoben wurden und solchen, die konkret gemessen wurden. Hierbei fällt auf, „dass in allen Ländern mit Messdaten die Adipositaswerte der Frauen höher sind als die der Männer" [Helmert, Schorb 2007].

Alle epidemiologischen Daten belegen weiterhin, dass der Anteil übergewichtiger und adipöser Menschen im Verlauf der Lebensspanne zunimmt. Dies gilt auch trotz der Übergewichtsepidemie im Kindesalter (s. Kap. 2.5). Jeder Mensch nimmt im Verlauf seines Erwachsenenlebens durchschnittlich ca. 300 g pro Jahr zu. Was sich zunächst nach sehr wenig anhört, summiert sich über die Lebensjahre. So könnte man zwar auf der einen Seite Entwarnung geben und die steigende Zahl übergewichtiger Menschen als natürliche Folge des demographischen Wandels betrachten. Dies ist aber schon deshalb trügerisch, weil Altern nicht zwangsläufig mit einer Gewichtszunahme einhergehen muss. Verursacht wird diese Zunahme häufig durch den altersbedingten Rückgang der Muskelmasse und den dadurch reduzierten Grundumsatz. Diese Umwandlung von stoffwechselaktiver Muskulatur, meist in Fett, führt bei gleichbleibenden Essgewohnheiten zu einer Gewichtszunahme. Im wahrsten Sinne des Wortes erschwerend kommt hinzu, dass der Körper in der zweiten Lebenshälfte dazu neigt, verstärkte Vorratshaltung in Form von Fettdepots zu betreiben. Diese Mechanismen sind aber kein unabänderliches Schicksal, sondern die menschliche Muskulatur erweist sich als höchst anpassungsfähig und ist bis ins hohe Alter trainierbar. Für die für Frauen häufig diskutierte Hormonumstellung, die für die postklimakterielle Gewichtszunahme verantwortlich sein soll, finden sich keine wissenschaftli-

2.4 Zur zeitlichen Dynamik: Nie in der Menschheitsgeschichte gab es so viele dicke Menschen

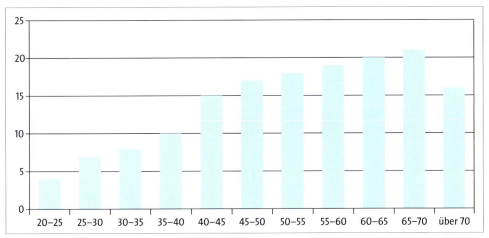

Abb. 2.4: Gewichtsveränderung in der Lebensspanne: Prävalenz von Übergewicht und Adipositas mit BMI > 30 nach Altersgruppen in Prozent (Quelle: Mikrozensus 2003)

chen Belege. Die Abbildung 2.4 zeigt, wie stark dieser Alterseffekt ausfällt.

Auch Partnerschaft scheint ein Faktor zu sein, der das Gewicht beeinflusst. Nach Befragungsergebnissen des Mikrozensus Deutschland sind verheiratete und verwitwete Männer zu zwei Dritteln (66% bzw. 65%) übergewichtig, während nur 38% der ledigen Männer übergewichtig sind. Bei den Frauen sind Witwen am häufigsten von Übergewicht betroffen (54%). Bei den verheirateten Frauen liegt die Prävalenz bei 44%, und von den ledigen Frauen sind 23% übergewichtig, gleichzeitig sind in dieser Gruppe aber 8% untergewichtig [Mikrozensus 2003].

Die Analyse der zur Verfügung stehenden Daten offenbart zwei Aspekte, die die besondere Tragweite des Problems kennzeichnen:
- die rasche Zunahme an übergewichtigen und adipösen Menschen
- das Thema Übergewicht und Adipositas im Kindes- und Jugendalter

2.4 Zur zeitlichen Dynamik: Nie in der Menschheitsgeschichte gab es so viele dicke Menschen

Der hohe Anteil an übergewichtigen und adipösen Menschen weltweit zeigt nur eine Momentaufnahme und verschleiert zugleich den entscheidenden Teil des Problems. Es ist vor allem die große Dynamik in den Zuwachsraten, die dieses Problem zu einer der zentralen Herausforderungen der Gesundheitspolitik macht. So beträgt die Rate an übergewichtigen Menschen nach Schätzungen der WHO momentan 1,5 Milliarden Menschen, von denen wiederum 400 Millionen an Adipositas leiden. Im Jahr 2015 werden es 2,3 Milliarden Übergewichtige und ca. 700 Millionen Adipöse die Erde bevölkern. Vergleichbare Zuwachsraten finden sich in nahezu allen Ländern der Erde. Auch in Deutschland ist dieser ungebrochene und extrem dynamische Zuwachs zu beobachten. Dabei bereitet vor allem der rasante Anstieg im Kindes- und Jugendalter, wie auch in anderen Ländern, Sorgen.

Veranschaulicht man sich diese Veränderungen grafisch, so wird insbesondere durch die darauf aufbauenden Prognosen die Tragweite des Problems, vor allem durch die mit

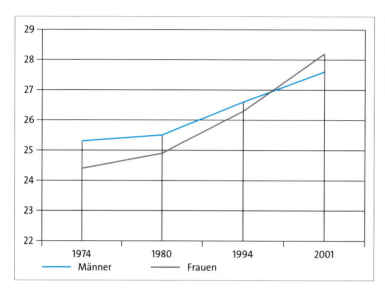

Abb. 2.5: Dynamische Zunahme: Veränderung im durchschnittlichen BMI in den USA (Quelle: National Health and Nutrition Examination Survey 1971, 2001)

der Adipositas verbundenen Krankheitsrisiken, deutlich.

Vor allem beunruhigt die Tatsache, dass sich diese Veränderungen in der jüngsten Vergangenheit stark beschleunigt haben. So zeigen Daten aus Deutschland für den kurzen Beobachtungszeitraum zwischen 2002/2003 und 2005/2006 folgendes Bild [Helmert, Schorb 2007]:

- Der durchschnittliche BMI stieg um 0,5 für Frauen und 0,4 für Männer.
- Das Durchschnittgewicht stieg um 1,0 kg für Frauen und 1,7 kg für Männer.
- Der Anteil der Männer mit Adipositas stieg um 17,5%.
- Der Anteil der Frauen mit Adipositas stieg um 22,3%.
- Bei starker Adipositas (BMI > 35) waren die Zuwächse noch größer.

Diese Zahlen werden auch von der aktuellen nationalen Verzehrsstudie (2008) bestätigt:

- Nach den Ergebnissen der Studie ist jeder fünfte Bundesbürger adipös und hat einen BMI von über 30, ein Wert, der mit hoher Wahrscheinlichkeit zu Folgekrankheiten wie Diabetes, Fettstoffwechselstörungen u.a. führen kann. Bereits unter den jüngsten Teilnehmern der Studie zwischen 14 und 17 Jahren sind 7–11% der Jugendlichen adipös. Bei den 18- bis 19-jährigen Männern sind es 14%, bei den gleichaltrigen Frauen 9,4%.
- Mit dem Alter nimmt die Zahl der adipösen Teilnehmer deutlich zu. Bei Teilnehmern von über 60 Jahren steigen die Werte auf rund 30%.
- Insgesamt sind in Deutschland 66% der Männer und 51% der Frauen (18–80 Jahre) übergewichtig und haben einen Body-Mass-Index (BMI) über 25 kg/m^2. (http://www.bmelv.de)

Nur wer seine Vergangenheit kennt, kann in die Zukunft blicken und daraus berechtigt Vorhersagen ableiten. Betrachtet man die erste plastische Darstellung einer Frau aus der Jungsteinzeit – die Venus von Willendorf –, so zeigt sich, dass Dicksein einem Schönheitsideal entsprach, wohl deshalb, weil es selten war und ausgeprägte Fettpolster eine im evolutionären Sinne erhöhte Überlebenschance signalisierten (s. Abb. 2.6).

Bis zum Beginn des 20. Jahrhunderts galten deshalb vor allem Frauen dann als attraktiv, wenn sie nach heutigen Maßstäben als übergewichtig betrachtet wurden. Zahlreiche Beispiele aus der Kunstgeschichte belegen

2.5 Übergwicht im Kindes- und Jugendalter

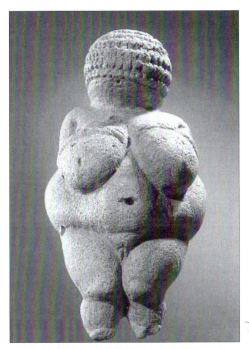

Abb. 2.6: Die Venus von Willendorf ca. 20 000 Jahre v. Christus (Naturhistorisches Museum Wien)

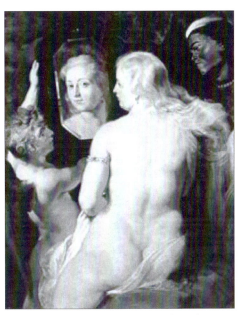

Abb. 2.7: Venus vor dem Spiegel aus dem Jahr 1615 (Peter Paul Rubens)

dies. Kunsthistorische Beispiele der Bewunderung für mehr als füllige Formen finden sich insbesondere bei Rubens oder Rembrandt (s. Abb. 2.7).

Überhaupt scheint die Präferenz oder Ablehnung von schlanken Frauen mit der wirtschaftlichen Lage eng zusammenzuhängen. Je ärmer eine Volkswirtschaft ist, desto eher werden übergewichtige Frauen als Schönheitsideal betrachtet [Anderson 1992]. Barber [1997] konnte außerdem zeigen, dass ein enger Zusammenhang zwischen der Stellung der Frau in der Gesellschaft und dem herrschenden Schönheitsideal besteht. Je emanzipierter, desto schlanker die erstrebenswerte Idealfigur. Solche Idealfiguren definieren sich vorwiegend über das Verhältnis von Taille zur Hüfte (waist-to-hip-ratio). Das Idealverhältnis liegt nach westlich-ästhetischem Verständnis bei 0,7.

Eine wissenschaftliche Auseinandersetzung mit männlicher Schönheit und deren Idealmaßen zwischen Über- und Unterge- wicht fand dagegen bisher so gut wie nicht statt. Hier bildet die Dicke der Brieftasche eine wohl sehr ernst zu nehmende Einflussgröße.

2.5 Übergewicht im Kindes- und Jugendalter

Übergewichtige Kinder werden mit großer Wahrscheinlichkeit übergewichtige Jugendliche, und aus diesen werden mit genauso hoher Wahrscheinlichkeit übergewichtige und adipöse Erwachsene. Aus diesem Grund soll auf diese Problematik besonders eingegangen werden. In nahezu allen westlichen Industriestaaten bewegen sich die Kinder im Vorschul- und Grundschulalter immer weniger. Genaue Daten dazu liegen aus verschiedenen Industrieländern vor. Aus Deutschland lagen bis vor kurzem keine repräsentativen Studien vor. Dies hat sich mit dem Kinder- und Jugendsurvey (KiGGS) geändert

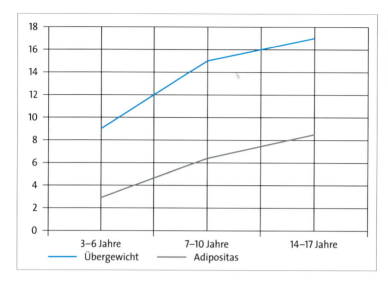

Abb. 2.8: Prozentualer Anteil von Übergewicht und Adipositas in den einzelnen Altersgruppen (Quelle: KiGGS 2007)

[Kurth, Schaffrath Rosario 2007]. Erstmals belegen diese Daten, dass 15% der 3- bis 17-Jährigen übergewichtig und 6,3% adipös sind. Besorgniserregend ist auch der Zuwachs in den einzelnen Altersgruppen (s. Abb. 2.8).

Kinder mit niedrigem Sozialstatus und Kinder mit Migrationshintergrund haben ein höheres Risiko für Übergewicht und Adipositas. Dies gilt auch für Kinder, deren Mütter adipös sind.

Sallis, Prochaska und Taylor [2000] konnten in einer Übersichtsarbeit zeigen, dass es einen hohen Zusammenhang zwischen der körperlichen Aktivität von Kindern und Jugendlichen und den Einstellungen der Eltern zu Bewegung gibt. Die zur Verfügung stehenden Daten belegen, dass gerade in der Altersgruppe zwischen 14–20 Jahren die körperlichen und sportlichen Aktivitäten deutlich zurückgehen. Dies gilt sowohl für den Schul- als auch für den Freizeitsport [Dordel, Welsch 1999]. Auch wird die körperliche Leistungsfähigkeit der Jugendlichen insgesamt immer schlechter. Dies belegen zahlreiche längsschnittliche Untersuchungen [Brandt et al. 1997]. In einer aktuellen Studie aus England [Reilly et al. 2004] gelangen die Autoren zu der Überzeugung: „Modern British children establish a sedentary lifestyle at an early age." Für die bedeutsame Lebensphase zwischen dem 4. und 6. Lebensjahr liegen unterschiedliche Zahlen (zwischen 5–35%) zum Anteil der motorisch auffälligen

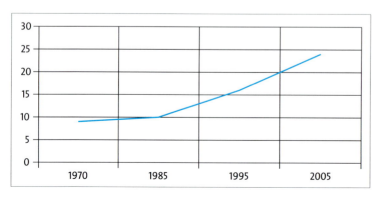

Abb. 2.9: Prävalenz des Übergewichts bei Schulkindern in Europa in Prozent (Quelle: International Obesity Taskforce 2006)

Kinder vor [Weineck, Sönnichsen, Köstermeyer 1996; Huber 2001; Schubert, Spiekermann 2004].

Die Ursachen des Bewegungsmangels im Kinder- und Jugendalter sind vielfältig und verstärken sich gegenseitig. Gemeinsames Kennzeichen der verdächtigen Faktoren ist die Tatsache, dass sie alle Ergebnisse von Veränderungen in der Gesellschaft und in der Umwelt sind und als solche hausgemacht. Die wesentlichen Aspekte sollen ohne Anspruch auf Vollständigkeit hier skizziert werden:

- **Einengung der Spielräume im Freien**
„Schickt die Kinder nach draußen, dort bewegen sie sich, und der Kühlschrank und der Fernseher sind nicht in der Nähe." Diese sinnvolle Aufforderung des amerikanischen Sportmediziners Oded Bar-Or kann deshalb nicht gefolgt werden, weil Kinder keine Freiräume zum Spielen haben. Spielen auf der Straße ist so gut wie nicht möglich, und herkömmliche Spielräume dienen allenfalls der Domestizierung des noch vorhandenen kindlichen Bewegungsdrangs. In Deutschland sind im Jahr 2002 pro Tag etwa 200 Fußballfelder (105 Hektar) bebaut worden. Zur Erinnerung: Ein Hektar ist eine Fläche von 100 m x 100 m = 10 000 m². Diese Fläche spielt nicht nur in ökologischer Hinsicht, sondern auch als verlorener Bewegungsraum für unsere Kinder eine Rolle.

- **Dominanz der Sitzbelastung**
Als direkte Folge der eingeengten Spielräume im Freien erhöht sich für die Kinder die Belastung durch Sitzen dramatisch. Der menschliche Körper und ganz besonders der heranwachsende Stütz- und Bewegungsapparat ist nicht dafür konstruiert, den überwiegenden Teil des Tages sitzend zu verbringen. Kinder in der Grundschule verbringen oft mehr als 10 Stunden am Tag im Sitzen. Dadurch fehlen zum einen dringend notwendige Wachstums- und Entwicklungsanreize für den kindlichen Körper, zum anderen stellt das Sitzen eine „bionegative" Beanspruchung für die Kinder dar. Dies kann nur durch eine veränderte Gestaltung des Schulalltags und der Freizeitaktivitäten verändert werden. Es sollte darauf hingearbeitet werden, dass Kinder in der Grundschule nicht länger als 6 Stunden pro Tag sitzen.

- **Verdrängung wichtiger Bewegungsaktivitäten durch (passiven) Medienkonsum**
Ein bedeutsamer Katalysator des kindlichen Bewegungsmangels ist das ungebremste Wachstum des passiven Medienkonsums. Hier spielt neben den neuen Möglichkeiten wie den Computerspielen das Fernsehen eine tragende Rolle. Kinder haben nicht nur weniger Möglichkeiten, draußen zu spielen, sondern als Kompensation dient der inzwischen zeitlich und inhaltlich grenzenlose TV-Konsum. Die damalige Familienministerin Schmidt bezeichnete es als „Körperverletzung, einem Vierjährigen einen eigenen Fernseher ins Kinderzimmer zu stellen". So liegt zwischen der als angemessenen erachteten Zeit vor dem Fernsehgerät und der tatsächlichen eine erhebliche Diskrepanz (s. Tab. 2.1).

Nach der 10. Klasse haben die Kinder und Jugendlichen Deutschlands über 15 000 Stunden in der Schule abgesessen, noch mehr Stunden, nämlich 18 000 Stunden waren es vor dem Fernseher.

- **Ausgliederung der Bewegung aus dem Alltag der Kinder**
Bedingt durch diese Entwicklungen wird Bewegung im Verlauf des Alltags und der Biographie der Kinder seiner selbstverständlichen Rolle beraubt und vom normalen Leben separiert. Diese selbstverständliche Rolle besteht darin, ein integraler Bestandteil der Lebensführung zu sein. Bewegung wird aber mehr und mehr zur Besonderheit: Zur Turnstunde

Tab. 2.1: Diskrepanz zwischen empfohlenem und tatsächlichem TV-Konsum (Quelle: Bundeszentrale für gesundheitliche Aufklärung 2001)

Lebensalter	Empfohlener TV-Konsum	Tatsächlicher TV-Konsum
0–2 Jahre	20 Minuten	58 Minuten
3–5 Jahre	30 Minuten	75 Minuten
6–9 Jahre	60 Minuten	92 Minuten
10–13 Jahre	90 Minuten	108 Minuten

im Kindergarten, zur Ballettstunde für Mädchen, zum Tennistraining für die Jungen. So sinnvoll diese Angebote auch im Sinne einer Kompensation sind, sie machen aus der selbstverständlichen kindlichen Bewegung eine zeitlich und thematisch limitierte Nische.

 Funktionsverlust der kindlichen Bewegung (*Warum soll ich mich bewegen?*)

Kinder brauchen sich nicht mehr zu bewegen, um von einem Ort zum anderen zu kommen. Kinder brauchen sich auch nicht zu bewegen, um Spaß und Spannung zu erleben, der Computer und das Fernsehgerät sorgen dafür. So ist es auch nicht verwunderlich, wenn für die Kinder die eigentliche Funktion der Bewegung immer mehr verschwindet, als Teil einer Kindheit, die der Medienkritiker Neil Postman schon 1980 als Ganzes verschwinden sah.

Dieser Funktionsverlust wird sehr schnell zur Bewegungsunlust, da die Kinder nicht mehr wissen, wozu sie sich eigentlich bewegen. So wird sehr schnell die für Kinder typische Funktionslust der Freude an der Bewegung zu einem Funktionsverlust.

Literatur

Anderson JL et al., Was the Duchess of Windsor right? A cross-cultural review of the socioecology of ideals of female body shape. Ethology and Sociobiology (1992), 13, 197–227

Barber N, The slender ideal and eating disorders: An interdisciplinary Telescope model. International Journal of Eating Disorders (1998) 23, 3, 295–307

Brandt K et al., Untersuchungen zur motorischen Entwicklung von Kinder im Grundschulalter in den Jahren 1985 und 1995. Praxis der Psychomotorik (1997), 22 2, 101–107

Dordel S, Welsch M, Motorische Förderung im Vorschul- und Einschulungsalter. Haltung und Bewegung (1999), 19, 4, 5–21

Helmert U, Schorb F (2007) Übergewicht und Adipositas: Fakten zur neuen deutschen Übergewichtsdebatte. Gesundheitsmonitor Sonderausgabe Newsletter2007 http://www.bertelsmann-stiftung.de/bst/de/media/xcms_bst_dms_22614_22615_2.pdf

Huber G (2001) KIDSAKTIV. Abschlußbericht. Im Auftrag der AOK Baden-Württemberg.http://www.KIDSAKTIV.de

Kurth BM, Schaffrath Rosario A, Die Verbreitung von Übergewicht und Adipositas bei Kindern und Jugendlichen in Deutschland. Bundesgesundheitsblatt (2007), 50, 736–743

Reilly JJ et al. Total energy expenditure and physical activity in young Scottish children: mixed longitudinal study. Lancet (2004)

Sallis JF, Prochaska JJ, Taylor WC, A review of correlates of physical activity of children and adolescents. Med Sci Sports Exerc (2000), 32(5), 963–975

Schubert H, Spieckermann H (2004) Standards des Quartiermanagements. Handlungsgrundlagen für die Steuerung einer integrierten Stadtteilentwicklung. Fachhochschule, Köln

Weineck J, Sönnichsen AC, Köstermeyer G, Zum motorischen Leistungsvermögen von Schulanfängern. Körpererziehung (1996), 12, 429–434

Internet

Europäischen Charta zur Bekämpfung der Adipositas: http://www.euro.who.int/document/nut/instanbul_conf_gdoc08.pdf

Kinder- und Jugendgesundheitssurvey (KiGGS): Ergebnssie zum Download unter http://www.kiggs.de/

Mikrozensus 2003 unter http://www.destatis.de/jetspeed/portal/cms/Sites/destatis/Internet/DE/Content/Wissenschaftsforum/MethodenVerfahren/Mikrozensus/SUFMikrozensus,templateId=renderPrint.psml

Nationale Verzehrsstudie: Ergebnisse zum Download unter http://www.was-esse-ich.de/

Organisation für wirtschaftliche Zusammenarbeit und Entwicklung (OECD) http://www.oecd.org/home

Statistisches Bundesamt 2005: http://www.destatis.de/jetspeed/portal/cms/Sites/destatis/Internet/DE/Presse/pm/2006/06/PD06__227__23,templateId=renderPrint.psml

3 Einteilungen und Methoden zur Erfassung der Adipositas

> Ich bin nicht übergewichtig.
> Ich bin nur untergroß!

Es wurde bei der Darstellung der epidemiologischen Daten bereits deutlich, dass die Einschätzung dessen, was als übergewichtig oder gar als adipös zu bezeichnen ist, höchst unterschiedlich ist. Deshalb ist es notwendig, diese Kriterien deutlich zu machen und sie der Subjektivität des „Auges des Betrachters" zu entheben. Auf den ersten Blick scheint eine Waage zu genügen, um das Problem Adipositas valide und zuverlässig zu erfassen. Wenn man dann noch ein Maßband hinzuzieht, lässt sich schon die gebräuchlichste Messgröße erfassen, der Body-Mass-Index (BMI).

Allerdings entfaltet die Adipositas ihre Komplexität auch in diesem Fall. Wahrgenommene Gewichtsreduktionen gelten für viele Menschen als ein hoher motivationaler Faktor. Dieser muss in der Planung und Durchführung eines Bewegungsprogramms berücksichtigt werden, und es ist durchaus entscheidend, für den Teilnehmer Grenzen und Möglichkeiten der einzelnen Verfahren darzustellen und während der Intervention zu nutzen.

So stellt – neben der Erfassung des Gewichtes – die Analyse der Körperzusammensetzung eine sinnvolle Möglichkeit dar, die allein schon wegen des beständigen technologischen Fortschritts in diesem Gebiet immer mehr an Bedeutung zunimmt und gerade für Bewegungsprogramme von hoher Bedeutung ist.

Die Definition des Übergewichts und der Adipositas über das Gewicht und den daraus resultierenden Body-Mass-Index (BMI) ist sehr weit verbreitet und dennoch umstritten. Historisch gesehen wurden die Eckwerte aus Daten der US-amerikanischen Metropolitan Lebensversicherung abgeleitet. Diese beruhen auf Sterbetafeln, und zunächst wurde nur das Gewicht und nicht die Körpergröße berücksichtigt. Ebenso wenig wurden die auftretenden Todesfälle dahingehend überprüft, ob es tatsächlich zu einer übergewichtskorrelierten Todesursache kam. Durch die Nutzung des BMI wurden erstmalig klare Eckwerte zur differenzierten Einteilung definiert. Allerdings sind diese kritisch zu betrachten, da sie nur wenige Beziehungen zur eigentlichen Gesundheitsgefährdung aufweisen und den Aspekt der Fettverteilung völlig unberücksichtigt lassen [Eckel 1997]. Es ist darum sinnvoll, die jeweiligen Verfahren in ihren Vorteilen und Nachteilen zu erläutern und zu würdigen.

3.1 Body Mass Index (BMI)

Der BMI ist ein einfacher Index, der auf der Basis von Gewicht und Körpergröße erhoben wird und dazu dient, bei erwachsenen Menschen Über-, Unter- oder Normalgewicht festzustellen. Er ist definiert als Ergebnis der Division des Körpergewichts in Kilogramm geteilt durch die Körpergröße in Metern zum Quadrat.

> So hat eine Frau mit 70 kg und einer Körpergröße von 1,75 m folgenden BMI:
> BMI = 70 (kg) / 1,75 (m²) = 22,9

Tab. 3.1: Die Internationale Klassifikation für Untergewicht, Normalgewicht Übergewicht und Adipositas (Quelle: WHO 1995, 2000, 2004)

Untergewicht	< 18,50
Erhebliches Untergewicht	< 16,00
Moderates Untergewicht	16,00–16,99
Leichtes Untergewicht	17,00–18,49
Normalgewicht	18,50–24,99
Übergewicht	≥ 25,00
Leichtes Übergewicht	25,00–29,99
Adipositas	≥ 30,00
Adipositas Grad I	30,00–34,99
Adipositas Grad II	35,00–39,99
Adipositas Grad III	≥ 40,00

Die Weltgesundheitsorganisation WHO hat das in Tabelle 3.1 gezeigte Schema zur Einordnung der BMI-Werte entwickelt.

BMI-Werte sind zunächst völlig unabhängig von Alter und Geschlecht und der Zugehörigkeit zu einer bestimmten Ethnie. Allerdings sollten für eine relativierende Betrachtung diese Faktoren berücksichtigt und integriert werden. Ebenfalls findet der Aspekt der unterschiedlichen Körperzusammensetzung (s.u.) in der BMI-Zuordnung keine Entsprechung. So wird ein Mensch mit hohem Anteil an Muskulatur und sehr geringem Fettanteil auf Grund seines BMI als übergewichtig eingestuft. Weiterhin ist über den BMI nicht erkennbar, wo und wie mögliche Fettreserven am Körper zu finden sind. Da die bauchlastige abdominale Adipositas besonders viele internistische Risiken birgt, zeigt sich hier ein weiteres Manko der BMI-Systematik.

Aufgrund dieser Einschränkungen entstand in den letzten Jahren eine lebhafte Diskussion darüber, ob der BMI-Wert tatsächlich als wichtigste Messgröße in der Übergewichtserfassung behandelt werden sollte.

So kommt eine Expertengruppe der WHO zum Ergebnis, dass für die Populationen insbesondere in Ostasien niedrigere Grenzwerte, nämlich Normalgewicht bis 23, Adipositas ab 27,5 usw. eingeführt werden sollten. Gleichzeitig sollten die bereits bekannten Eckwerte aus Gründen der weltweiten Vergleichbarkeit bei epidemiologischen Erfassungen mitbenutzt werden.

In einer umfangreichen Studie [Farin et al. 2006] konnte gezeigt werden, dass die einfache Erfassung des Taillenumfangs genügt, um ein erhöhtes kardiovaskuläres Erkrankungsrisiko festzustellen. Dazu wurden die insulingesteuerte Glukoseaufnahme, Cholesterinfraktionen und weitere physiologische Parameter erfasst.

Eine Fallkontrollstudie in der Zeitschrift Lancet überprüfte den Zusammenhang von BMI und Herzinfarktrisiko. Der BMI hatte keinen signifikanten Einfluss auf das Erkrankungsrisiko [Yusuf et al. 2005]. In einer andern Studie, die den Zusammenhang von Gewicht und vorzeitigem Sterberisiko untersuchte [Flegal et al. 2005] zeigte sich erwartungsgemäß ein höheres Risiko ab BMI 30, allerdings ergab sich für die Übergewichtspopulation (BMI > 25 und < 30) das zwar nicht signifikante, aber trotzdem geringste Sterberisiko.

Diese bekannten Defizite der BMI-Messung haben die WHO veranlasst, eine Expertengruppe darüber befinden zu lassen, ob eine Erfassung des Hüft-Taillen-Verhältnisses nicht eher geeignet ist, um eine mögliche Gesundheitsgefährdung zu erfassen.

Für Kinder und Jugendliche muss der BMI wegen des dynamischen Wachstums besonders betrachtet werden. Dazu werden sogenannte Perzentilkurven vorgelegt, die auf der Basis von Referenzwerten alters- und geschlechtsspezifische Zuordnungen erlauben (s. Abb. 3.1 und 3.2).

Die Arbeitsgemeinschaft Adipositas im Kindes- und Jugendalter (AGA) hat vorgeschlagen, Übergewicht und Adipositas über das 90. bzw. 97. Perzentil sowie die extreme Adipositas über das 99,5. Perzentil zu definieren. Kinder und Jugendliche, die das 90.

3.1 Body-Mass-Index (BMI)

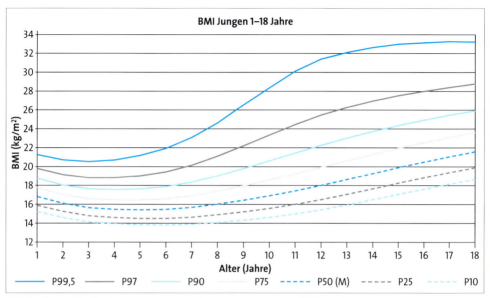

Abb. 3.1: Perzentile für den BMI von Jungen [nach Kromeyer-Hauschild 2001]

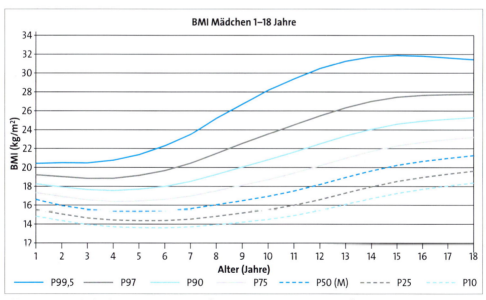

Abb. 3.2: Perzentile für den BMI von Mädchen [nach Kromeyer-Hauschild 2001]

Perzentil überschreiten, sollten dem Arzt vorgestellt werden. Basis dieser Kurven ist eine Analyse vorliegender Referenzdaten, die nach 1985 erhoben wurden.

3.2 Verhältnis von Taillenumfang zu Hüftumfang (waist-to-hip-ratio, WHR)

Die Ermittlung de BMI ist zwar sehr kompliziert und erfordert die Verbindung von Messungen und Berechnung. Es gibt jedoch Entwarnung für alle Rechenschwachen, es scheint in Zukunft noch leichter und einfacher zu sein, Übergewicht, Adipositas und die damit verbundenen Risiken zu bewerten. Das Verhältnis von Taillenumfang zu Hüftumfang (waist-to-hip-ratio) ist ein einfach zu ermittelndes Maß. Dazu teilt man den Taillenumfang durch den Hüftumfang. Man misst mit einem Maßband im Stehen (ohne Kleidung). Der Teilnehmer sollte dabei ruhig stehen, gleichmäßig atmen und seinen Bauch nicht einziehen. Der Hüftumfang wird in seiner größten Breite gemessen und der Taillenumfang ca. auf Höhe des Bauchnabels.

Dieses Verhältnis ist auch ein guter Indikator für die Körperfettverteilung. Dieses Fettverteilungsmuster gilt als relevanter Risikofaktor für kardiovaskuläre Erkrankungen. Bei Männern findet sich weitaus häufiger ein bauchbetonter Apfeltypus (manchmal auch der „Großtrommelträger" genannt). Dieser scheint risikoreicher zu sein als der bei Frauen zu findende Birnentyp.

Dabei gelten folgen Werte:

> WHR = Taillenumfang (in cm) geteilt durch Hüftumfang (in cm).
> Dazu gelten die folgenden Normwerte:
> Idealwert für Frauen: WHR < 0,85
> Idealwert für Männer: WHR < 1,00

Es scheint nach einer Studie von Chan et al. [2003] sogar zu genügen, den Taillenumfang zu erfassen. Dieser scheint hinsichtlich der Fettverteilungsmuster und des damit verbundenen Gesundheitsrisikos auch ohne weitere Messungen der Hüfte oder gar der Körpergröße sehr valide zu sein. Gefährlich wird es bei:
- Frauen mit mehr als 88 cm Taillenumfang
- Männer mit mehr als 102 cm Taillenumfang

Damit wäre es zukünftig sinnvoll, bei einer Hosengröße mit einem Hüftumgang von 40 Zoll und mehr eindeutige Warnhinweise (Achtung: Übergewicht gefährdet massiv Ihre Gesundheit) anzubringen.

3.3 Erfassung der Körperzusammensetzung und Körperfettmessungen („Body Composition")

Lebensstilinterventionen mit Veränderungen der Ernährungs- und Bewegungsgewohnheiten bedingen oft eine gesundheitlich und ästhetisch sehr wünschenswerte Veränderung der Körperzusammensetzung. Allerdings macht sich diese innere Umverteilung nicht immer auf der Waage bemerkbar und führt deshalb zu Frustrationen und Motivationsverlust beim Abnehmwilligen. Dies sollte natürlich vermieden werden. Allerdings genügt dazu der einfache Hinweis, Körperfettmessungen durchzuführen, nicht.

Da für die Begründung einer bewegungsorientierten Behandlungsstrategie diese Thematik von hoher Relevanz ist, soll hier etwas ausführlicher darauf eingegangen werden.

Unter Body Composition versteht man die Zusammensetzung der unterschiedlichen Komponenten, aus denen der menschliche Körper gebildet wird und die in Addition das Körpergewicht ergeben. Dabei sind zu unterscheiden zwischen Gewebearten, die stoffwechselaktiv sind, wie z.B. die Muskulatur, Knochen und die Organe, und der metabolisch nicht sonderlich aktiven Fettmasse.

3.3 Erfassung der Körperzusammensetzung und Körperfettmessungen („Body Composition")

Darüber hinaus gibt es unterschiedliche Modellanschauungen zur Körperzusammensetzung. Diese beruhen entweder auf molekularer oder zellulärer Perspektive, oder sie betrachten unterschiedliche Gewebetypen.

Die heute meist verwendeten Verfahren, um die Körperzusammensetzung zu validieren, beruhen zunächst auf einer Betrachtung von zwei unterschiedlichen Komponenten:
- Fettmasse
- fettfreie Masse

Manchmal wird als dritte Komponente noch das gesamte Körperwasser zusätzlich integriert und analysiert (total body water, TBW).

Eine wesentliche Neuerung brachte die Erfassung der sogenannten Körperzellmasse (body cell mass). Darunter versteht man die Gesamtsumme aller stoffwechselaktiven Zellen. Die damit korrespondierende extrazelluläre Masse beschreibt Knochen, Bindegewebe und die zwischen den Zellen zu findende interstitielle Flüssigkeit.

Die Abbildung 3.3 zeigt die unterschiedlichen Möglichkeiten der Erfassung der Körperzusammensetzung.

Es gibt verschiedene Methoden, um die Body Composition und insbesondere den prozentualen Anteil an Fettmasse zu erfassen. Eine ausführliche Übersicht mit einer Darstellung aller verfügbaren, auch den bildgebenden Verfahren wie CT, MRT, DUAL X Ray-Absorptiometrie findet sich bei Salmi [2003]

Die beste, aber auch die aufwendigste Methode ist das hydrostatische Wiegen oder die Hydrodensiometrie. Am anderen, dem einfachen, Ende der Komplexitätsskala findet sich die Hautfaltenmessung. Dabei wird ein Gerät, der sogenannte Kaliper, benutzt. Damit lassen sich durch Messung der Hautfaltendicke definierte Stellen der Körperfettanteil bestimmen. Allerdings ist die Kalipermessung stark von der Erfahrung des Messenden abhängig.

Wegen des technischen Fortschritts ist die bioelektrische Impedanzanalyse heute das wohl am meisten benutzte Verfahren. Dabei reicht das Spektrum der Möglichkeiten von der simplen Badezimmerwaage mit Körperfettmessung bis zu sehr komplexen Multifrequenzanalysen (Multi-frequency bioelectrical impedance analysis, MFBIA).

3.3.1 Körperfettmessung durch Bioimpedanzanalyse (BIA)

Das Wissen um die elektrische Leitfähigkeit der Gewebe des menschlichen Körpers ist keineswegs neu. Diese Leitfähigkeit wird determiniert durch den jeweiligen Wassergehalt des Gewebes. Je größer dieser ist, desto leichter kann ein Strom durch den Körper fließen. Gewebetypen, die wenig oder gar kein Wasser enthalten, leiten den Strom schlecht oder gar nicht. Im Prinzip wird also nicht das Fett gemessen, sondern der Wasser

Abb. 3.3: Erfassung der Körperkomposition

Modell mit einem Kompartiment:		
Gewicht		
Messung durch Waage		
Modell mit zwei Kompartimenten:		
Fett		Fettfreie Masse
Messung durch Hautfaltendicke, Dexa, BIA und Near Infrared		
Modell mit drei Kompartimenten:		
Fette	Extrazelluläre Masse	Körperzellmasse
Messung durch phasensensitive BIA		

anteil und damit die Leitfähigkeit des Körpers. Dies ist wichtig, um mögliche Verfälschungen der erzielten Befunde abzuleiten.

Für die Bioimpedanzanalyse wird ein leichter Wechselstrom durch den Körper geschickt. Das Gerät misst den Widerstand, den der Körper gegen den Strom leistet (Impedanz = Wechselstromwiderstand). Die Schätzung des Fettanteils im Körper beruht auf der Modellannahme, dass der Körper einen Zylinder von definierter Höhe bildet, dessen Widerstand proportional zum Wassergehalt und dieser wiederum proportional zum Fettanteil im Körper ist. Dazu ist es notwendig, Alter, Gewicht und Körpergröße in den Algorithmus zu integrieren.

In dieser zunächst einfachen Methodik sind zahlreiche Fehlerquellen begründet. Durch die Abschätzung über die Messung der Leitfähigkeit ist die Konstanthaltung des Wasseranteils eine notwendige Voraussetzung für eine zuverlässige Messung. Zahlreich Studien zeigen [Salmi 2003], dass reliable BIA Messungen abhängig sind von:

- Inhalt des Magen- und Darmtraktes
- Kleidung
- Hauttemperatur
- Durchblutungszustand

Trotz dieser Fehlerquellen ist die BIA relativ leicht anzuwenden, preiswert und kann schmerzlos und ohne Belastung für den Teilnehmer durchgeführt werden. Bei Beachtung dieser möglichen Störgrößen, z.B durch die Standardisierung der Messung (z.B. immer morgens und nüchtern) sind mit dieser Methode valide Ergebnisse zu erhalten.

3.3.2 Körperfettmessung mit Infrarot (Futrex)

Eine weitere Messmethode besteht darin, mit einer spezifischen Licht-Wellenlänge in der Nähe des Infrarotbereiches (near infrared) den Körperfettanteil zu bestimmen. Diese Strahlungen werden vom Fett absorbiert. Proportional zum dadurch absorbierten Licht wird der Körperfettanteil abgeschätzt. Dabei genügt inzwischen eine Messung am Bauch des Bizepsmuskels, während früher noch in verschiedenen Körperregionen gemessen wurde.

Die Test-Retest-Wiederholungswerte sind gut, und auch dieses Verfahren lässt sich schnell, einfach und schmerzlos durchführen. Das Verfahren ist zwar teurer, aber nicht so anfällig gegen störende Einflüsse.

3.4 Wie viel Fett darf es sein?

Es gibt bis jetzt noch keine epidemiologisch präzise begründeten Normwerte für Körperfettanteile. Es besteht Konsens, dass sowohl das Alter als auch das Geschlecht einen erheblichen Einfluss auf den Körperfettanteil des Menschen haben. Trotzdem zeigen Studien [Bigaard et al. 2004], dass mit einem steigenden Körperfettanteil das Morbiditäts- und Mortalitätsrisiko deutlich ansteigt. Auf der Grundlage der vorhandenen Daten [u.a. Baumgartner et al. 1995] wurden Tabellen erstellt. Allerdings dienen sie weniger als feste diagnostische Größen, vielmehr als Orientierung (s. Tab. 3.2).

3.5 Adipositas als Krankheitsbild in der International Classification of Diseases (ICD) und in der International Classification of Functioning Disability and Health (ICF)

Eine völlig andere Form der Klassifizierung ist die Einordnung der Adipositas als Krankheitsbild in das ICF-Schema der Weltgesundheitsorganisation (WHO), welches vor allem für die Rehabilitation der durch Adipositas ausgelösten Erkrankungen eingesetzt wird.

Übergewicht ist nach der ICD-Klassifikation (noch) nicht behandlungsdürftig. Der

Tab. 3.2: Ungefähre Normwerte für „gesunde" Körperfettanteile in Prozent

Alter	Frauen: Körperfett in Prozent			Männer: Körperfett in Prozent		
	Gut	Mittel	Erhöht	Gut	Mittel	Erhöht
20–24	22,1	25,0	29,6	14,9	19,0	23,3
25–29	22,0	25,4	29,8	16,5	20,3	24,3
30–34	22,7	26,4	30,5	18,0	21,5	25,2
35–39	24,0	27,7	31,5	19,3	22,6	26,1
40–44	25,6	29,3	32,8	20,5	23,6	26,9
45–49	27,3	30,9	34,1	21,5	24,5	27,6
50–59	29,7	33,1	36,2	22,7	25,6	28,7
> 60	30,7	34,0	37,3	23,3	26,2	29,3

medizinische Krankheitswert setzt erst bei einem BMI von 30 und darüber ein. Der folgende Überblick aus der seit dem 01.01.2008 geltenden ICD-Version 10 (http://www.dimdi.de/static/de/klassi/diagnosen/icd10/index.htm) gibt einen Einblick in das stark medizinisch geprägte Klassifikationssystem der Adipositas:

Kapitel IV
Endokrine, Ernährungs- und Stoffwechselkrankheiten
(E00–E90)
Adipositas und sonstige Überernährung
(E65–E68)
Lokalisierte Adipositas
Fettpolster

Adipositas
Exkl.: Dystrophia adiposogenitalis (E23.6)
Lipomatose o.n.A. (E88.2)
Lipomatosis dolorosa [Dercum-Krankheit] (E88.2)
Prader-Willi-Syndrom (Q87.1)

Die folgenden fünften Stellen sind bei den Subkategorien E66.0–E66.9 zu benutzen: Die fünften Stellen 0, 1, 2 und 9 sind für Patienten von 18 Jahren und älter anzugeben.
Für Patienten von 0 bis unter 18 Jahren ist die fünfte Stelle 9 anzugeben.

0 Body-Mass-Index [BMI] von 30 bis unter 35
1 Body-Mass-Index [BMI] von 35 bis unter 40
2 Body-Mass-Index [BMI] von 40 und mehr
9 Body-Mass-Index [BMI] nicht näher bezeichnet

E66.0- Adipositas durch übermäßige Kalorienzufuhr
E66.1- Arzneimittelinduzierte Adipositas
E66.2- Übermäßige Adipositas mit alveolärer Hypoventilation
Pickwick-Syndrom
E66.8- Sonstige Adipositas
Krankhafte Adipositas
E66.9- Adipositas, nicht näher bezeichnet
Einfache Adipositas o.n.A.
E67.- Sonstige Überernährung
E67.0 **Hypervitaminose A**
E67.1 **Hyperkarotinämie**
E67.2 **Megavitamin-B 6 -Syndrom**
Hypervitaminose B 6
E67.3 **Hypervitaminose D**
E67.8 **Sonstige näher bezeichnete Überernährung**
E68 **Folgen der Überernährung**
(Quelle: Internationale Statistische Klassifikation der Krankheiten und verwandter Gesundheitsprobleme. 10. Revision Version 2008, German Modification. Vierstellige ausführliche Systematik)

Es wird deutlich, dass diese Systematik zwar aufschlussreich ist für ein schulmedizinisches Verständnis, aber sehr wenig hilfreich, wenn es um effektive Hilfe für das mehrdimensionale Problem Adipositas geht.

Betrachtet man das Krankheitsbild der Adipositas umfassend, so scheint ein langfristiger rehabilitativer Zugang weitaus eher geeignet zu sein als eine kurzfristige Akuttherapie. In diesem Kontext ist das Krankheitsfolgemodell sicher von Nutzen.

Trotzdem spielt die Adipositas in der Rehabilitation zurzeit noch keine bedeutende Rolle, obwohl die Prävalenz der Adipositas stark ansteigt [Moßhammer et al. 2005]. Patienten werden vorwiegend wegen der Folgen der Adipositas rehabilitativ behandelt, nicht aber wegen der auslösenden Erkrankung.

Dabei bietet gerade das der Rehabilitation zugrunde liegende ICF-Schema eine gute Basis für eine Behandlungsstrategie.

So finden sich durch die Adipositas zahlreiche Störungen und Beeinträchtigungen von Körperfunktionen und Körperstrukturen. Daraus ergeben sich konsequenterweise zahlreiche Einschränkungen auf den Ebenen der Aktivitäten und der Teilhabe. Diese müssen in der Adipositasbehandlung konsequent angesprochen werden. Jede einseitige, vor allem nur kurzfristige medizinische Strategie ist ähnlich wie Diäten, zum Scheitern verurteilt.

Literatur

Baumgartner RN, Heymsfield SB, Roche AF, Human body composition and the epidemiology of chronic disease. Obesity Res (1995), 3, 73–95

Bigaard J et al., Body Fat and Fat-Free Mass and All-Cause Mortality. Obesity Res (2004), 12, 1042–1049

Chan C et al., Waist circumference, waist-to-hip ratio and body mass index as predictors of adipose tissue compartments in men. QJM (2003), 96, 441–444

Eckel RH, Obesity and Heart Disease: A Statement for Healthcare Professionals From the Nutrition Committee, American Heart Association. Circulation (1997), 96, 3248–3250

Farin HMF et al., Comparison of Body Mass Index Versus Waist Circumference With the Metabolic Changes That Increase the Risk of Cardiovascular Disease in Insulin-Resistant Individuals. The American Journal of Cardiology (2006), 98, 8, 1053–1056

Flegal KM et al., Excess deaths associated with underweight, overweight, and obesity. JAMA (2005), 293, 15, 1861–1867

Kromeyer-Hauschild K et al., Perzentile für den Body Mass Index für das Kindes- und Jugendalter unter Heranziehung verschiedener deutscher Stichproben. Monatsschr Kinderheilk (2001), 149, 807–818

Moßhammer D et al., Vorhersage vorzeitiger Berentung nach stationärer Rehabilitation wegen Adipositas – ein Prognosemodell basierend auf Routinedaten der Landesversicherungsanstalt Baden-Württemberg. Rehabilitation (2005), 44, 353–360

Salmi J, Body Composition assessment with segmental multifrequency bioimpedance method. Journal of Sports Science and Medicine (2003), 2, 1–29

Yusuf S et al., Obesity and the risk of myocardial infarction in 27,000 participants from 52 countries: a case-control study. Lancet (2005), 366, 1640–1649

4 Mögliche Ursachen und sichere Folgen der Adipositas

*Wer die Welt bewegen will,
sollte erst sich selbst bewegen.*

Sokrates

Übergewicht und Adipositas haben in aller Regel nicht eine, sondern mehrere Ursachen. Auch die gesundheitlichen Auswirkungen machen sich fast immer in mehreren Gesundheitsstörungen bemerkbar. Diese sind konkret diagnostizierbar, aber die ursächlichen Faktoren bleiben meist unbekannt. Dies ist auf der individuellen Ebene verständlich, denn die Analyse der ursächlichen Auslöser kommt für die Betroffenen zu spät, und es bedarf dann eher der konkreten Therapie als einer Analyse der Ursache. Damit verhalten wir uns aber in der Adipositasfrage analog zu einem häufig zitierten Beispiel zur Prävention [Bauer 2005].

> Die Adipositasbehandlung gleicht einem Lebensretter, der beständig Menschen, die nicht schwimmen können, aus einem reißenden Fluss rettet. Damit ist er so intensiv beschäftigt, dass er keine Zeit hat, sich um die Frage zu kümmern, warum in aller Welt die Menschen als offensichtliche Nichtschwimmer in diese Situation geraten sind. Dazu kommt noch, dass es für den Retter finanziell viel lukrativer ist zu retten, als Vorsorge zu betreiben.

Dabei lassen sich auf den ersten Blick nur wenige Phänomene des menschlichen Daseins so leicht erklären wie die Ursache des Übergewichts und der Adipositas. Diese liegt immer darin, dass mehr Kalorien in Form von Nahrungsmitteln aufgenommen werden, als von der betreffenden Person verbraucht werden. So einfach diese Erklärung auch ist, so wenig mag sie die komplexen Zusammenhänge erfassen. Fast noch wichtiger: So richtig diese Erkenntnis ist, sie nützt nichts oder nur sehr wenig bei der Lösung des Problems. Deshalb ist es notwendig, die einzelnen Faktoren genauer zu betrachten, die dieses dauerhafte Missverhältnis von Nahrungsaufnahme und Nahrungsverbrauch auslösen, aufrecht halten und langfristig steuern.

Es liegt nahe, die beiden unmittelbaren Hauptverdächtigen, die Ernährung und die Bewegung, zuerst zu analysieren. Eine genauere Betrachtung zeigt jedoch, dass das, was wir essen und trinken, und die Art und der Umfang unserer Bewegung von zahlreichen übergeordneten Faktoren bestimmt werden. Ohne diese ausreichend zu berücksichtigen, lassen sich keine Erfolg versprechenden Konzepte zur Behandlung von Übergewicht und Adipositas konzipieren. Die Abbildung 4.1 verdeutlicht die Wirkmechanismen.

Trotz der großen Prävalenz der Adipositas bestehen zwischen den Betroffenen und Behandlern sehr unterschiedliche Meinungen zu den Ursachen. Nach einer Studie von Ogden und Flanagan [2008] vermuten Ärzte (general practitioner) zu 97% Verhaltensdefizite, während für Laien zwar auch der Lebensstil wichtig ist, aber biologische Faktoren häufiger genannt wurden als von Ärzten. Mögliche soziale Faktoren wie niedriges Einkommen, schlechte Bildung und Arbeitslosigkeit werden nur selten genannt. Sehr

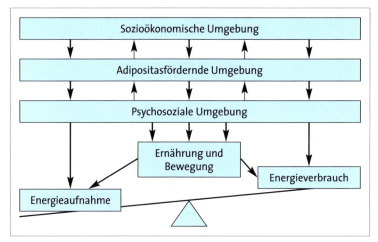

Abb. 4.1: Einflussfaktoren und Wirkmechanismen der Adipositasentstehung

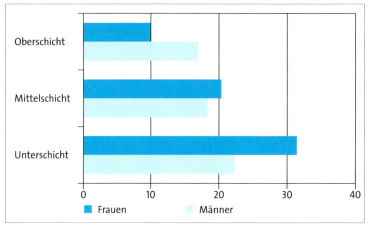

Abb. 4.2: Prävalenz von Übergewicht nach sozialer Schichtzugehörigkeit in der 18- bis 79-jährigen Bevölkerung in Prozent (Quelle: Bundes-Gesundheitssurvey 1998)

skeptisch sind die Ärzte bei der Nennung von effektiven Behandlungsmöglichkeiten. Laien glauben relativ stark an chirurgische Eingriffe.

Die bedeutende Rolle der sozialen Schichtzugehörigkeit wird in der Regel unterschätzt (s. Abb. 4.2).

4.1 Ätiologie der Adipositas

Die Ätiologie beschäftigt sich mit den Ursachen von Erkrankungen. Dabei werden häufig drei unterschiedliche Perspektiven und Faktoren (die drei C) genutzt. Diese erweisen sich auch für das komplexe Problemfeld der Adipositas als wichtig:

▲ Ursache: **Causa**
Diese besteht für das Übergewicht in dem bekannten Ungleichgewicht von Energieaufnahme und Energieverbrauch.

▲ Was trägt dazu bei, das Problem entstehen zu lassen: **Contributio**
Nach epidemiologischen Erkenntnissen tritt Adipositas häufiger bei Menschen mit Bewegungsmangel auf. Aber auch das Alter begünstigt die Entstehung des Übergewicht und der Adipositas.

▲ Welcher Zusammenhang besteht mit anderen Merkmalen: **Correlatio**
Für Erkrankungen, die wie die Adipositas multifaktoriell ausgelöst werden, ist es sinnvoll, nach möglichen systematischen Zusammenhängen oder Korrela-

tionen zu fahnden. So zeigt sich ein hoher Zusammenhang mit der sozialen Schicht (s. Abb. 4.2).

4.2 Sozialökologisches Modell von Bronfenbrenner

Übergewicht und Adipositas entstehen nicht spontan. Menschen kommen normalerweise auch nicht mit signifikantem Übergewicht auf die Welt. Übergewicht und Adipositas sind Ergebnisse von Entwicklungen. Diese Entwicklungsprozesse führen in den unteren sozioökonomischen Schichten sehr häufig zur Adipositas. Mit dem Phänomen der hoch komplexen Wechselbeziehungen zwischen Menschen und den häufig wechselnden Umweltbedingungen beschäftigt sich der Sozialpsychologe Bronfenbrenner. Obwohl die kindliche Sozialisation im Mittelpunkt seiner Arbeit steht, lassen sich diese Überlegungen auch sehr gut in die Entwicklung des Übergewichts und der Adipositas übersetzen. So findet sich der für Präventionsansätze zentrale Begriff des Settings für den entscheidenden Lebensbereich eines Menschen erstmals bei Bronfenbrenner.

Für Bronfenbrenner ist Entwicklung die „dauerhafte Veränderung der Art und Weise, wie die Person die Umwelt wahrnimmt und sich mit ihr auseinandersetzt" [Bronfenbrenner 1981]. Eine zentrale Rolle in diesen Überlegungen spielt die Interaktion zwischen den Menschen als eine „wachsende dynamische Einheit". Diese wirkt einerseits auf ihre Umgebung, die dadurch modifiziert wird, auf der anderen Seite wird das Individuum selbst auch von seiner Umwelt beeinflusst, die sogenannte Reziprozität. Die besondere Struktur dieser Umwelt wird von Bronfenbrenner aus einer ökologischen Perspektive betrachtet. Diese Umwelt konfiguriert sich „als eine ineinander geschachtelte Anordnung konzentrischer, ineinander gebetteter Strukturen (…) Diese Strukturen werden als Mikro-, Meso-, Exo-, Makro- und Chronosystem bezeichnet" [Bronfenbrenner 1990, 15].

Eine kurze Betrachtung dieser auf das Individuum wirkenden Strukturen macht den Erkenntnisgewinn durch den Transfer auf das Adipositasproblem deutlich.

◢ **Mikrosystem**
Damit werden die interpersonellen Beziehungen des Menschen beschrieben, die er in seiner unmittelbaren sozialen Um-

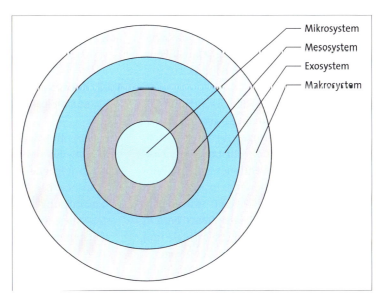

Abb. 4.3: Das sozialökologische Modell von Bronfenbrenner

gebung hat. Dazu gehören die Beziehungen in der Familie, der Schule, dem Arbeitsplatz etc. In diesem Subsystem beeinflussen sich Individuum und Umfeld gegenseitig.

„Ein Mikrosystem ist ein Muster von Tätigkeiten und Aktivitäten, Rollen und zwischenmenschlichen Beziehungen, das die in Entwicklung begriffene Person in einem gegebenen Lebensbereich mit seinen eigentümlichen physischen und materiellen Merkmalen erlebt. Ein Lebensbereich ist ein Ort, an dem Menschen leicht direkte Interaktion mit anderen aufnehmen können." [Bronfenbrenner 1981]

- **Mesosystem**
Darin verbinden sich systemisch, also in reziproker Abhängigkeit, die für das Individuum bedeutsamen Mikrosysteme. Die Verbindung wird meist durch das Individuum selbst hergestellt, in der Verbindung von familiären und beruflichen Mikrosystemen.

- **Exosystem**
Dieses ist dadurch gekennzeichnet, dass das Individuum diesem nicht direkt angehört und auch nicht unmittelbaren Einfluss hat, aber von diesem unmittelbar beeinflusst wird. Das ungebremste Vordringen von audiovisuellen Medien, das einer ausreichenden körperlichen Aktivität entgegensteht, ist dafür ein Beispiel.

- **Makrosystem**
Dieses bezeichnet das, was Freud als „Über-Ich" beschreibt. Darin enthalten sind alle Beziehungen in einer Gesellschaft, die dadurch entstandenen Normen, Werte, Konventionen und Traditionen. Ebenfalls gehören dazu auch die Gesetze, Vorschriften und Ideologien. „Der Begriff des Makrosystems bezieht sich auf die grundsätzliche formale und inhaltliche Ähnlichkeit der Systeme niedrigerer Ordnung (Mikro-, Meso- und Exo-), die in der Subkultur oder der ganzen Kultur bestehen oder bestehen könnten, einschließlich der ihnen zugrunde liegenden Weltanschauungen und Ideologien." [Bronfenbrenner 1981]

- **Chronosystem**
Das Chronosystem kennzeichnet die zeitliche Dimension der Entwicklung, die sowohl vorhersehbare normative Schritte beinhaltet als auch spezifische biografische.

4.2.1 Sozialökologisches Modell und Adipositasentstehung

Let me have men about me that are fat …
W. Shakespeare, Julius Cäsar 1, 2

Genauso wie die kindliche Entwicklung können die Entwicklungsschritte der Adipositas mit dem sozialökologischen Ansatz von Bronfenbrenner erklärt werden. Für die Entwicklung von Bewegungsgewohnheiten haben Spence und Lee [2003] einen überzeugenden Transfer des Bronfenbrennerschen Modells gezeigt.

Die Abbildung 4.4 zeigt, wie eine solche Verbindung von intraindividuellen und extraindividuellen Faktoren die Entstehungsmechanismen von Übergewicht und Adipositas verdeutlicht.

4.2.2 Konsequenzen aus dem sozialökologischen Konzept

Aus dem Transfer des sozialökologischen Konzeptes auf das Adipositasproblem ergeben sich folgende Konsequenzen [vgl. dazu auch Spence, Lee 2003]:

- Entwicklungen in den weiter entfernten Systemen fördern mit großer Macht die Entstehung von Übergewicht und Adipositas.
- Entwicklungen in den „entfernten Systemen haben einen starken Einfluss auf die

4.3 Konzept der adipogenen Umgebung

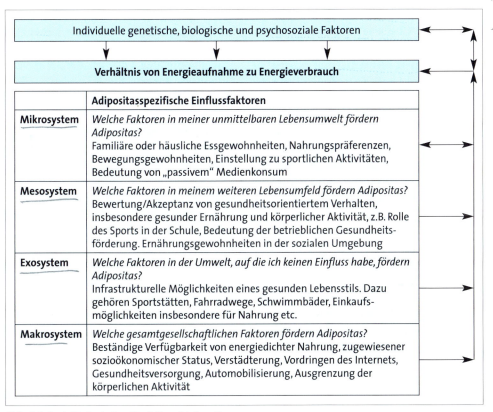

Abb. 4.4: Sozioökologisches Modell und Adipositas

individuellen genetisch-biologischen und psychosozialen Faktoren.
- Zwischen dem Mikrosystem und den individuellen genetisch-biologischen und psychosozialen Faktoren bestehen enge Wechselbeziehungen.
- Die ungünstigen Bedingungen in den entfernten Systemen sind nicht reversibel. Sie müssen deshalb im nahen Mikrosystem ausgeglichen werden.

Besonders bedeutsam ist dieser Ansatz zur Erklärung der sozioökonomischen Verursachung der Adipositas. Hier hat das Mikrosystem keinerlei Möglichkeit, die entfernten Entwicklungen abzufedern oder auszugleichen.

Dieses Konzept zeigt durch seine perspektivische Erweiterung, dass damit nicht nur die Ursachen deutlicher werden, sondern sich auch Hinweise zur Formulierung eines Behandlungskonzeptes finden lassen. Ein ähnlicher Ansatz ist das Konzept der Adipositas fördernden Umgebung (obesogenic environment). Dieser ist durchaus kompatibel zu den vorgestellten Überlegungen.

4.3 Konzept der adipogenen Umgebung

Angesichts der bisher von Erfolglosigkeit gekennzeichneten Bemühungen, das Gewichtsproblem in den Griff zu bekommen, muss der Mechanismus des Zusammenwirkens aller beteiligten Faktoren näher betrachtet werden. Grundlage ist aber auch hier, dass sich eine Verbesserung der Situation zunächst nur über eine Veränderung des individuellen Lebensstils herbeiführen lässt, obwohl zahlreiche externe Faktoren als Auslöser für das Übergewicht vorhanden sind. Diese externen Faktoren sind jedoch von den betroffenen Menschen nur schwer zu verändern und wenn, dann dauert dies sehr lange.

4.3.1 Ein altmodischer Ansatz für ein modernes Thema: Die epidemiologische Triade als Erklärungsmodell der Ursachen der Adipositas

Für lange Zeit schien das Thema Übergewicht und Adipositas ein vorwiegend biologisch-medizinisches Problem zu sein, bei dem vor allem die konkreten pathologischen Konsequenzen der Adipositas im Vordergrund standen. Danach wurde das Thema von der Ernährungswissenschaft aufgegriffen, um dann erst in der Sportwissenschaft Resonanz zu finden. Jede dieser Disziplinen ging verständlicherweise mit eigenen Paradigmen und Theorien an das Problem heran. Allerdings zeigen die aktuellen epidemiologischen Zahlen die Dringlichkeit des Problems und sind wiederum ein Beleg für das Scheitern der bisher dominierenden und relativ einseitigen monodisziplinären Problembearbeitungen.

Für eine effektive multidisziplinäre Aufarbeitung scheint es notwendig, unter den Akteuren den Konsens für eine gemeinsame Modellvorstellung zu schaffen, um die Grundlagen für effektive Strategien zur Eingrenzung der Übergewichtsepidemie herzustellen.

In Zeiten, in denen moderne sozialwissenschaftliche Konzeptionen, wie z.B. die Salutogenese oder gesundheitspsychologische Modellvorstellungen, dominieren, scheint es wenig zeitgemäß, auf ein altes Modell zurückzugreifen, welches sich in der Vergangenheit gerade in der Bekämpfung von übertragbaren Krankheiten und Epidemien als höchst erfolgreich erwiesen hat. Die Rede ist vom Ansatz der **epidemiologischen Triade**. Aus der Perspektive dieser umfassenden ökologischen Modellvorstellung wird Adipositas als völlig normale Antwort für ein abnormales Problem betrachtet [Swinburn, Egger 2002]. Es wird davon ausgegangen, dass ein Gesundheitsproblem dann entsteht, wenn 3 Komponenten zusammenspielen.

Die 3 Komponenten des Modells sind:
1. Host – Wirt der Erkrankung
2. Agents and Vectors – Krankheitsauslöser und Übertragungsmechanismus
3. Environment – Fördernde oder hemmende Umgebungsvariablen

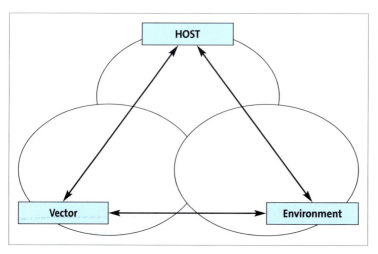

Abb. 4.5: Die epidemiologische Triade des Übergewichts

4.3 Konzept der adipogenen Umgebung

Als gutes Beispiel für die Tragfähigkeit des Ansatzes der epidemiologischen Triade kann die Verkehrssicherheit dienen. Die Zahl der Verkehrstoten hat den tiefsten Stand seit über 50 Jahren erreicht, obwohl sich die Verkehrsdichte und die gefahrene Geschwindigkeit exponenziell erhöht haben. Dies war nur möglich durch Veränderung der aktiven und passiven Sicherheit (z.B. Sicherheitsgurt/Airbag), um den Agent/Vector Gewalteinwirkung durch Unfall besser zu beherrschen. Dazu kam die Verbindung mit Gesetzesänderungen und besseren Straßen auf der Ebene des Environments. Beim Verkehrsteilnehmer als Host schlägt die optimierte Information und bessere Verkehrserziehung zu Buche. Die Nutzung des Sicherheitsgurts liefert ein Beispiel für die Interaktion der 3 Ebenen. Der Gurt erwies sich erst nach Einführung einer gesetzlichen Anschnallpflicht als effektiv, dadurch änderte sich auch das Bewusstsein des Autofahrers.

Überträgt man diese Überlegungen von der ursprünglichen Anwendung dieses Ansatzes von übertragbaren Krankheiten auf die Entwicklung von Übergewicht und Adipositas als Epidemie des 21. Jahrhunderts, so ergeben sich die in Tabelle 4.1 aufgelisteten Modifikationen.

Legt man dieses Modell zugrunde, so wird deutlich, dass effektive Strategien alle drei Komponenten berücksichtigen müssen. Dabei müssen die Interventionen aufeinander abgestimmt werden. Dazu müssen möglichst viele Faktoren hinsichtlich ihrer Rolle als „obesogenic factor" überprüft werden. Defizitärer Sportunterricht und ungenügende Sportmöglichkeiten sind dabei ebenso zu berücksichtigen wie das Vordringen von Fastfood und passiven audiovisuellen Freizeitaktivitäten.

Ein reduzierter Umfang der körperlichen Aktivität stellt hier einen prototypischen Vektor dar, der mit oder ohne Ernährungsüberfluss zu einem mächtigen „agent of obesity" [Swinburn, Egger 2002] wird. Allerdings wird die Erhöhung des Bewegungsumfangs langfristig und epidemiologisch bemerkbar nur dann greifen, wenn auch städteplanerische Veränderungen (z.B. mehr Spielflächen, mehr Radwege) folgen.

Übergewicht und Adipositas entstehen durch die negative Interaktion von Agent – Environment – Host. Das Problem kann nicht wie bisher nur eindimensional behandelt werden.

Umgekehrt zeigt dieses Modell auch deutlich, dass Übergewicht und Adipositas in der jetzigen Umgebung eher den Normal-

Tab. 4.1: Epidemiologische Triade des Übergewichts und der Adipositas

	Alte Bedeutung	Neue Bedeutung	Strategischer Ansatz
Host	Wer ist davon betroffen? Wirt des Erregers	Kinder, Jugendliche und Erwachsene	Edukative, psychologische, medizinische Interventionen
Agents and Vectors	Durch was und wie wird der „Host angesteckt"? Übertragungs- oder Ansteckungsmechanismen	Energetische Dysbalance	Energieverbrauch erhöhen und Energieaufnahme reduzieren
Environment	Welche Umweltbedingungen wirken unterstützend? Umgebungsvariablen	obesogenic environment = dickmachende Umgebung	Ökologische Konzepte, Gesetzesänderungen, Städteplanung, schulische und betriebliche Gesundheitsförderung etc.

fall als die Ausnahme darstellt. Wie gezeigt wurde, ist die Epidemiologie gerade dabei, dies zu bestätigen.

4.3.2 Konsequenzen aus dem Konzept der adipogenen Umgebung

Aus Sicht dieses Konzeptes sind unter anderem folgende Konsequenzen zu ziehen:
- Schaffung einer unterstützenden Umgebung durch eine bevölkerungsbezogene Gesundheitspolitik, die den Zugang zu gesunder Ernährung ermöglicht und ausreichende Gelegenheit zur körperlichen Aktivität schafft.
- Gesundes Verhalten bedarf der Unterstützung und der Motivation des Individuums in allen Verhaltenskomponenten, die dazu dienen, einer ungesunden Gewichtszunahme vorzubeugen, Gewicht zu kontrollieren, übergewichtsbedingte Erkrankungen zu behandeln und, wenn notwendig, einen Gewichtsverlust durch verstärkte körperliche Aktivität einzuleiten.
- Übernahme der gesellschaftlichen Verantwortung für das wachsende Problem des Übergewichts und der damit verbundenen Folgen für den Einzelnen und das Gesundheitssystem.

4.4 Psychosoziale Faktoren

Es gibt wohl kein Ursachenmodell, welches die Mitwirkung von psychosozialen Faktoren bei der Entstehung der Adipositas abstreitet. Zahlreiche psychotherapeutische Schulen haben denn auch unterschiedliche Erklärungsansätze. Psychotherapie gilt auch als Mittel der Wahl, wenn es um die Behandlung von anderen Arten der Essstörungen geht, z.B. der Anorexia Nervosa und der Bulimie.

In der Behandlung der Adipositas haben sich vor allem verhaltenstherapeutische und kognitive Ansätze bewährt. Deshalb möchte ich mich auf diese beschränken, da hier, wenn auch bescheidene, Wirksamkeitsnachweise vorliegen [vgl. u.a. Margraf 1996]. Die möglichen Potenziale der tiefenpsychologischen oder gar der familientherapeutischen Ansätze sollen aber nicht in Abrede gestellt werden.

Aus Sicht der kognitiven Verhaltenstherapie wird die Adipositas durch das Erlernen nicht angemessener Verhaltensweisen in den Bereichen Essen, Trinken und körperlicher Aktivität verursacht. Da diese Verhaltensweisen erlernt wurden, können sie auch wieder verlernt werden. Doch es bedarf dafür ausgeklügelter Strategien. Die folgenden Schritte haben sich in der Adipositasbehandlung bewährt [Margraf 1996; Fairburn, Cooper 1996]
- **Selbstbeobachtung**
  Dabei analysiert der Patient seine Einstellungen, Gedanken, Wünsche oder gar Ängste, die mit dem Essverhalten in Verbindung stehen. Dabei helfen ihm Protokolle.
- **Affektregulation und Stimuluskontrolltechniken**
  Häufig ist Essen ein Symptom für eine fehlende Affektregulation. Adipöse betreiben über ihr Essverhalten Stimmungsmanagement. Im weiteren Verlauf soll der Patient deshalb lernen, diese und andere auslösende Reize zu kontrollieren (z.B. nicht hungrig zum Einkaufen gehen, Mahlzeiten fest einplanen usw.).
- **Modifikation des Essverhaltens**
  Der Patient soll hier lernen, den Essvorgang angemessen zu gestalten und zu steuern. Dazu gehört langsames Essen, ausreichendes Kauen usw.
- **Verstärkung (Belohnung) und soziale Unterstützung**
  Zentrales Prinzip der Verhaltenstherapie ist die Verstärkung oder Belohnung von erwünschtem Verhalten. Dazu müssen für den Patienten geeignete Verstärker gefunden werden. Sie sollten natürlich nicht aus Nahrungsmitteln bestehen.

- **Wissenserwerb zu Nahrung und körperlicher Aktivität**
  Wissen ist in diesem Fall die Grundlage für das Handeln. Nur wer weiß, welche Energiedichte die Nahrung aufweist, kann bewusst essen. Gleiches gilt für den Bewegungsbereich und die dadurch möglichen Energiebilanzierungen.
- **Kognitive Therapie**
  Die kognitive Umstrukturierung von nicht angemessenen Gedanken, Gefühlen und Einstellungen zum Essen ist ein zentrales Element der Behandlung. Ein weiteres Ziel besteht hier darin, vorhandene Störungen des Körperbildes und des Körperschemas anzusprechen und zu relativieren.

Es wird schon durch diese kurze Skizzierung deutlich, dass sich diese Teilschritte auch sehr gut in ein Bewegungsprogramm integrieren lassen. Sie werden in den Modulen in Kapitel 8 aufgegriffen und genutzt.

4.5 Ernährung

Eure Lebensmittel sollen eure Heilmittel sein.
Hippokrates von Kos, griechischer Arzt,
„Vater der Heilkunde", ca. 460–377 v.Chr.)

Dieses Buch beschäftigt sich mit dem Thema Bewegung und Adipositas. Trotzdem ist klar, dass der Faktor Ernährung bei der Analyse der Faktoren, die für die Entstehung der Adipositas ursächlich verantwortlich sind, eine zentrale Rolle spielt. Nie war es in der Geschichte der Menschheit so leicht, an ausreichende und sehr energiedichte Nahrung zu gelangen.

Dabei steht im Vordergrund zunächst die Frage, ob und in welchem Umfang sich die Ernährungsgewohnheiten in den letzten Jahren verändert haben und ob sich dadurch der dynamische Anstieg übergewichtiger Menschen erklären lässt.

Dieser Frage wurde in der 2008 abgeschlossenen II. Nationalen Verzehrsstudie (NVS II) nachgegangen. Dazu wurden über 20 000 Bundesbürger befragt, um Einblicke in die Ernährungsgewohnheiten und in die Nährstoffversorgung zu erhalten.

Hier nun eine Zusammenfassung der ersten wesentlichen Ergebnisse:
- 66% der Männer und 50% der Frauen sind übergewichtig.
- 20% der Männer und 21% der Frauen sind adipös.
- 76% der Befragten schätzen den Gesundheitszustand als „sehr gut" oder „gut" ein.
- Das Fett siedelt sich gerne im Bauchraum an: 27% der Männer und 32% der Frauen haben einen stark erhöhten Taillenumfang.
- Der BMI steigt umgekehrt proportional zum Einkommen.
- 1,6% der Bundesbürger ernähren sich vegetarisch, nur 4% halten sich an einen festen Ernährungsplan.
- Nur 8% können ihren (täglichen) Energiebedarf einschätzen, 53% können zu dieser Frage überhaupt nichts sagen.

Leider liegen die eigentlichen Verzehrsdaten zu Nahrungszusammensetzung und Nahrungspräferenzen bis jetzt noch nicht vor.

Dabei ist es gerade die Frage nach dieser Nahrungszusammenstellung, auf die wir nicht zu wenige Antworten haben, sondern in einer Flut von Antworten ertrinken, von denen aber keine die allein richtige zu sein scheint. Aus all diesen Empfehlungen und Vorschlägen lassen sich verschiedene Hinweise als kleinster gemeinsamer Nenner formulieren, zu denen sich u.a. auch die Deutsche Gesellschaft für Ernährung bekennt:
- Essen Sie vielseitig.
- Bevorzugen Sie Getreideprodukte und Kartoffeln.
- 5 Portionen Gemüse und Obst täglich.
- Täglich Milch und Milchprodukte.

- Wenig Fett und fettreiche Lebensmittel.
- Zucker und Salz in Maßen.
- Reichlich Flüssigkeit.
- Schmackhaft und schonend zubereiten.
- Nehmen Sie sich Zeit, genießen Sie Ihr Essen.
- Achten Sie auf Ihr Gewicht. Bleiben Sie in Bewegung.

Allerdings wird schnell deutlich, dass selbst diese minimalen und teilweise trivialen Empfehlungen genug Konfliktstoff enthalten, um handfeste Kontroversen auszulösen. So würden die Vertreter der Kohlehydratreduktion ganz entschieden widersprechen, wenn es um Getreideprodukte und Kartoffeln geht. Sie würden dazu raten, den Fettanteil und den Proteinanteil zu erhöhen. Diese Low-Carb-Low-Fat-Kontroverse, bei der der glykämische Index, die Blutfette und die Cholesterine die „Gefechtswaffen" darstellen, ist, wie viele Fragen um die menschliche Ernährung, noch nicht entschieden.

Die Low-Carb-Low-Fat-Kontroverse

In den 90er-Jahren propagierte eine große deutsche Krankenkasse, dass „Fett nur aus Fett entsteht", Kohlenhydrate sind unbegrenzt erlaubt, und nur die „Fettaugen" zählen. Doch bereits zu diesem Zeitpunkt zeigten auch große Untersuchungen, dass die Grundannahme dieses Dogmas empirisch nicht zu halten war. So zeigten große Studien aus den USA einen Rückgang im Fettanteil an der Nahrung bei gleichzeitigem Anstieg der Kohlenhydrate, und dies alles verbunden mit einem scharfen Anstieg der übergewichtigen und adipösen Bürger [Worm 2005, Jequier 2002]. Ein Grund liegt darin, dass unter einer ungebremsten Kohlenhydratzufuhr diese im Verlauf der Liponeogenese in Fett umgewandelt werden und sich die großzügig erlaubten Gummibären als Ring um die Hüfte legen. Allein dadurch kann sich der Körper vor einer Zuckerüberschwemmung schützen und gleichzeitig einen Energievorrat bilden, der allerdings bei uns nie gebraucht wird [Parks, Hellerstein 2000; Kaufmann, Huber 2008]. Auch bei der entscheidenden Frage nach geeigneten Diätformen ergibt sich im Zeitraum von 6–12 Monaten ein Vorteil für die kohlenhydratreduzierte Diät. Letztlich zeigten sich in der großen Women Health Initiative [Howard et al. 2006] bei nahezu 50000 Frauen keine Vorteile einer fettreduzierten Kost bezüglich der kardiovaskulären Risikofaktoren und Erkrankungen.

Plausibel werden diese Zusammenhänge, wenn man die Rolle des Hormons Insulin betrachtet. Kohlenhydratzufuhr führt zu einer Insulinausschüttung. Insulin hat auch einen beträchtlichen Einfluss auf den Fettstoffwechsel und

- sorgt für vermehrter Bildung von Fettsäuren aus Zuckerbestandteilen und von Triglyceriden,
- verstärkt zusätzlich die Fettsäureaufnahme in die Zelle und
- hemmt gleichzeitig den Fettabbau (Lipolyse).

Für alle Menschen ohne Gewichtsprobleme sind diese Zusammenhänge nicht sehr bedeutsam. Sie spielen aber vor allem eine Rolle für Menschen, bei denen erheblich mehr Energie aufgenommen als verbraucht wird [Schwarz 2005]. Sobald hier ein Gleichgewicht hergestellt ist, ist die bisher unentschiedene Diskussion um die Ernährung nur noch rein akademischer Natur. Aber auch aus dieser Kontroverse ergibt sich, dass ein solches Gleichgewicht viel eher durch ein mehr an Bewegung als durch einen veränderten Speiseplan hervorgerufen wird.

Diese Kontroverse findet ihren Niederschlag in den sehr defensiven Ernährungsempfeh-

lungen der US-amerikanischen Gesundheitsbehörden (http://www.health.gov/dietaryguidelines/dga2005/Backgrounder.htm):
- Consume a variety of foods within and among the basic food groups while staying within energy needs.
- Control calorie intake to manage body weight.
- Be physically active every day.
- Increase daily intake of fruits and vegetables, whole grains, and non-fat or low-fat milk and milk products.
- Choose fats wisely for good health.
- Choose carbohydrates wisely for good health.
- Choose and prepare foods with little salt.
- If you drink alcoholic beverages, do so in moderation.
- Keep food safe to eat.

Der Konsument wird zur Wahl aufgefordert, aber eine wirkliche Wahl hat nur derjenige, der über Wissen verfügt. Ein sehr erhellender und informativer Kommentar dazu findet sich bei Schwarz [2005].

„Fast wöchentlich verkündet eine Schlagzeile eine neue Wahrheit oder stürzt eine alte. Keine andere Wissenschaft ist so wechselhaft wie die vom Essen und Trinken. Die Ernährungsapostel der Fachgesellschaften predigen ihren Kanon in Form von Leitlinien und bunten Grafiken. Ketzerische Abweichler, mitunter selbst auf namhaften Lehrstühlen, halten dagegen. Hinzu kommen ganze Buchhandlungsabteilungen voller Ratgeber, die die unterschiedlichsten Ernährungsweisen anpreisen" (ZEIT vom 09.11.2006, S. 45), so das ernüchternde mediale Zwischenfazit auf die allgemeine Ratlosigkeit.

Allerdings ist das Fehlen von klaren Diätempfehlungen auch nicht besonders tragisch, denn wie in Kapitel 5 gezeigt wird, gehören Diäten wohl zu den erfolglosesten Maßnahmen im System der Gesundheitsversorgung.

Konzentriert man sich auf die unstrittigen Ernährungsempfehlungen, so bleiben hinsichtlich der wesentlichen Ernährungskomponenten folgende Ratschläge:
- Kohlenhydrate
  Verzehr von reichlich Obst und Gemüse
  Verzehr von Getreide in Form von Vollkornprodukten
- Proteine
  Verzehr von mageren Milchprodukten, Fisch und Geflügel
  Verzehr von pflanzlichen Proteinquellen
- Fett
  Verzehr von Nüssen und hochwertigen Pflanzenölen
- Trinken
  Wasser oder Tee, wenig Alkohol

Verursacht werden diese formelhaften Ratschläge auch dadurch, dass sich die Forschungsbemühungen darauf konzentrieren, nach der Nahrung zu suchen, die möglichst gesund macht oder gesund erhält.

Bisher wurde im Kontext der Adipositas vor allem untersucht, welche Anteile von Kohlenhydraten und Fetten die Nahrung enthält und welche gesundheitlichen Folgen diese haben. Sozialökologische Modelle (s.o.) haben vor allem die Verfügbarkeit und den Zugang zu energiedichten Lebensmitteln betont. Eine weitere ökonomische Theorie geht davon aus, dass die einfachste und billigste Möglichkeit, sich mit Kohlenhydraten und Fetten zu versorgen, in typischen ungesunden Lebensmitteln und Fastfood besteht. Je weniger die Menschen für ihre Lebensmittel ausgeben, desto dicker werden sie [Drewnowski 2003]. Für diese Annahme spricht auch die Tatsache, dass insbesondere in ökonomisch benachteiligten Gruppen die Adipositas so stark zunimmt.

Daten aus den USA und aus Deutschland zeigen, dass der Anteil der Ausgaben für Lebensmittel kontinuierlich zurückgeht. Für Nahrungsmittel gaben die privaten Haushalte in Deutschland 2003 laut Angaben des

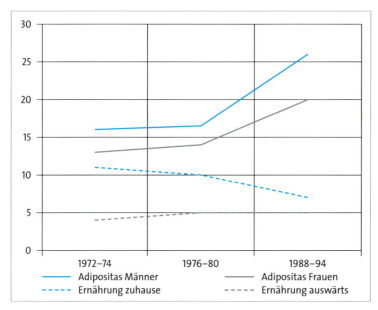

Abb. 4.6: Veränderung der Ausgaben für Ernährung (als Prozentsatz des Einkommens) und Anteil der adipösen Bevölkerung in Prozent, 1972–1994 [Drewnowski 2003]

Statistischen Bundesamtes im Mittel 197 Euro monatlich aus. Damit wurden lediglich 2 Euro mehr als 1998 ausgegeben, während die Preise für Nahrungsmittel aber um 4,2% stiegen. Bei gleichbleibendem Nahrungsmittelkonsum wäre eine wertmäßige Ausgabensteigerung für Lebensmittel in dieser Größenordnung zu erwarten gewesen, stattdessen gingen die Ausgaben real jedoch um 3,1% zurück.

Auch daraus wird deutlich, dass das Problem Adipositas und Übergewicht nicht oder zumindest nicht allein über den Zugang der Ernährung angegangen werden kann.

Angesichts der bisher kaum wirksamen Empfehlungen richten immer mehr Ernährungswissenschaftler ihren Blick in die Vergangenheit; ein Blick auf das evolutionäre Erbe des Menschen soll helfen, die Ernährungsprobleme der Neuzeit zu lösen.

4.5.1 Ursprung des Problems: die menschliche Evolution

Nichts in der Biologie ist sinnvoll – außer im Licht der Evolution.
(Theodosius Dobzhansky)

Die Deutungsmacht der Evolution ist ungebrochen und wird ständig erweitert. Dies gilt auch für die Ernährung, von der wir nichts verstehen, wenn wir nicht die Evolution betrachten.

Seitdem es Menschen gibt, ist deren Überleben davon abhängig, ob es ihnen gelingt, ausreichend Nahrung zu bekommen. Dieser Nahrungserwerb war bis in die allerjüngste Vergangenheit immer damit verbunden, sich zu bewegen. Für einen sehr großen Zeitraum von mehr als 1 Million Jahren bestand diese Bewegung darin, Nahrung zu sammeln oder zu jagen. Erst seit dem relativ kurzen Zeitraum von ca. 11 000 Jahren begannen Menschen, sesshaft zu werden und Ackerbau zu betreiben. Dies begann erst in der Jungsteinzeit und wird wegen seiner hohen anthropologischen Bedeutung auch als neolithische Revolution bezeichnet. Dies veränderte zum einen die Nahrungspräferenzen, denn es war erst ab diesem Zeitraum möglich, kohlenhydratreiche Lebensmittel für einen längeren Zeitraum zu produzieren und zu lagern. Allerdings hatte sich mit dem Ackerbau und der damit verbunden Sesshaftigkeit eines nicht verändert: Noch immer war der Nahrungserwerb mit einem hohen Aufwand an körperlicher Aktivität verbunden. Dies hat sich erst in den letzten 100 Jahren langsam und dann mit zunehmender Geschwindigkeit verändert.

> Überträgt man die lange Zeitspanne von mehr als 1 Million Jahren auf eine klassische 400-m-Stadionrunde, so begann die Zeit des sesshaften Ackerbaus 4 Meter vor der Ziellinie. Der technische Fortschritt mit einer zunehmenden Mechanisierung begann 4 cm vor dem Ziel und das Auto wird erst 2 cm vor dem Ziel zu einem Massenverkehrsmittel. Aus diesen Relationen wird deutlich, wie lang die Selektionsmechanismen Zeit hatten, um unsere Ernährungsgewohnheiten mit unserem Energiebedarf in Einklang zu bringen.

Auf jeden Fall hat sich das Tempo unserer Veränderung so stark beschleunigt, dass die Evolution, die normalerweise über große Zeiträume stattfindet, und die menschliche Natur auch nur einigermaßen hätten Schritt halten können. Nach wie vor ist die Biokonstruktion des Menschen auf einen hohen Umfang an körperlicher Aktivität ausgelegt. Dieses krasse Missverhältnis zwischen unserem evolutionären Erbe und der Tatsache, dass inzwischen fast überall auf dem Erdball kaloriendichte Nahrung extrem leicht zugänglich ist, führt zu einem Zustand der „Globesity".

Es wird davon ausgegangen, dass im Zuge der strukturellen Anpassung nach den klassischen Evolutionsmechanismen (der Mutation, der Rekombination und der Selektion) der Mensch heute mit den physiologischen Prozessen und Bedürfnissen ausgestattet ist, die sich in den letzten 2,5 Millionen Jahren vor dem Paläolithikum herausgebildet haben und von verschiedenen Hominiden genetisch an den Homo sapiens weitergegeben wurden [vgl. dazu den populärwissenschaftlichen Überblick bei Zimmer 2006]. Für unseren direkten Vorfahren Homo sapiens sapiens, der nach der Out-of-Africa-Theorie vor ca. 50 000 Jahren zum ersten Mal in Europa erschien, hat sich seit dieser Zeit das genetische Grundgerüst nicht verändert.

Die Evolution sorgt unter anderem über die natürliche Selektion dafür, dass Primaten sich optimal an ihr jeweiliges Habitat anpassen werden. Umgekehrt leben auch Primaten dann am besten, wenn sie die Lebensweise führen, die ihrer evolutionären Entwicklung entspricht. „Daher kann die Handlungsanleitung im Sinne einer Ernährungsempfehlung nur lauten, die Ernährungsweise des Paläolithikums zu imitieren ..." [Ströhle 2005]. Der Verfasser wendet sich im weiteren Verlauf allerdings gegen die triviale Übertragung der Steinzeitkost als Nahrung, an die wir am besten adaptiert sind. Er steht damit aber im Gegensatz zu einer Reihe von Forschern, die diese „Steinzeitdiät" als erfolgreiches Mittel zur Bekämpfung von Adipositas einsetzten und empirische Belege für einen Erfolg haben [O'Keefe, Cordain 2004, Cordain et al. 2000]. Diese Diät, die stark auf die biologische Bestimmung der Hominiden als Jäger und Sammler abgestellt ist, weist starke Ähnlichkeiten mit aktuellen Diätempfehlungen auf.

Grundlagen des Lebensstils der Jäger-Sammler [O'Keefe, Cordain 2004]:
- Essen Sie vollwertige, natürliche und frische Nahrungsmittel; vermeiden Sie hochgradig verarbeitete und zuckerreiche Nahrungsmittel.
- Essen Sie viele Früchte, Gemüse, Nüsse und Beeren und wenig verarbeitete Körner. Nährstoffdichte Früchte und Gemü-

se wie Beeren, Pflaumen, Zitrusfrüchte, Äpfel, Spinat, Tomaten, Brokkoli, Blumenkohl und Avocados haben eine niedrige glykämische Last und sind gut geeignet.
- ▲ Erhöhen Sie den Verbrauch an Omega-3-Fettsäuren aus Fischen, Fischöl oder pflanzlichen Quellen.
- ▲ Vermeiden Sie die sogenannten Transfettsäuren, und begrenzen Sie den Verzehr von gesättigten Fetten. Dies heißt Verzicht auf frittierte Nahrungsmittel, Margarine und Fertigbackwaren sowie die meisten verarbeiteten Nahrungsmittel.
- ▲ Ersetzen Sie gesättigte Fettsäuren (tierisches Fett) durch mehrfach ungesättigte Fettsäuren (pflanzliches Fett).
- ▲ Erhöhen Sie den Verzehr von mageren Proteinquellen, wie hautloses Geflügel, Fisch und Wild und magere Scheiben roten Fleisches.
- ▲ Vermeiden Sie fettreiche Milchprodukte und fetthaltiges, salziges verarbeitetes Fleisch wie Speck, Wurst.
- ▲ Benutzen Sie Olivenöl.
- ▲ Trinken Sie Wasser.
- ▲ Bewegen Sie sich täglich, und verbinden Sie Ausdauertraining und Krafttraining.
- ▲ Aktivitäten im Freien sind ideal.

Es scheint darüber hinaus nicht angemessen, den Vorgang der Nahrungssuche und der Ernährung, der einen zentralen Faktor der Evolution darstellt, aus dem komplexen Geflecht des Evolutionsprozesses herauszulösen und isoliert zu betrachten. So ist eine Vielzahl von entwicklungssteuernden Faktoren zu betrachten. Nicht nur die Selektion, sondern auch die zufälligen Mutationen spielen hier eine Rolle.

Menschen sind wie andere Säugetiere im Verlauf der Evolution mit der Fähigkeit ausgestattet worden, Energie in Form von Körperfett zu speichern, wenn, was selten genug der Fall war, Nahrung in reichlichem Maß vorhanden war. Dies war auch eine Voraussetzung, um von Afrika über Vorderasien ins kalte Europa zu wandern. Während die ersten Homo-Erectus-Fossilien vor über 2 Millionen Jahren gefunden wurden, tauchte der erste Hominide (Homo heidelbergensis) in Europa erst vor 50 000 Jahren auf. In den vorherrschenden Zeiten knapper Nahrung bei gleichzeitigem hohem Energiebedarf war dies sicher eine Eigenschaft, die der Selektionsdruck bevorzugte. Der Homo sapiens sapiens hatte dann einen Vorteil, wenn er diese Eigenschaft besaß. Wir sind also alle Nachkommen von Hominiden, die sich durch eine sehr gute Fettspeicherfähigkeit auszeichneten [u.a. Bellisari 2008].

Mit dem aufrechten Gang und den dadurch frei werdenden Händen war es möglich, Werkzeuge und Waffen zu benutzen, um an größere tierische Eiweißquellen als aufgesammelte Käfer zu gelangen. Die dadurch ermöglichte „… verbesserte Kalorienzufuhr dürfte der Auslöser für eine der wichtigsten Entwicklungen in der Hominidenevolution gewesen sein: die gewaltige Größenzunahme des Gehirns" [Zimmer 2006].

Durch die Vergrößerung des Gehirngewichtes und den bipeden Gang kam es wiederum zu einem höheren Energiebedarf des Menschen, der die Suche nach energiedichter und kohlenhydratreicher Nahrung anschob. So ist zu vermuten, dass wir daher auch eine Präferenz für stark zuckerhaltige und fette, energiedichte Nahrung haben. Erst vor 11 000 Jahren begann mit der neolithischen Revolution die Zeit des sesshaften Ackerbaus und der Viehzucht. Erst jetzt begannen die Nutzung von Milch anderer Säugetiere und der Anbau und die Lagerung von Kohlenhydraten in größeren Mengen.

Das Problem ausreichender Nahrung begleitete die gesamte menschliche Entwicklung von der Antike über das Mittelalter bis in die Neuzeit. Erst im letzen Jahrhundert, ca. 100 Jahre, nachdem in der Mitte des 19. Jahrhunderts in Irland ein Viertel der Bevölkerung verhungerte, war zumindest in den USA und in Europa das Nahrungsangebot durch Überfluss gekennzeichnet. Im Gefolge des Überflusses entstand und besteht das Übergewichtsproblem.

Unser Problem besteht nicht mehr darin, ausreichend Nahrung zu bekommen, sondern für ausreichend Bewegung zu sorgen.

4.5.2 Nur ein Zuviel an Fett ist schlecht

Bislang ist im Zuge all der Probleme, die die Adipositas verursacht, das Körperfett als wichtigster Feind ausgemacht worden. Eine realistische Betrachtung zeigt aber, dass eine einseitige Verteufelung absolut nicht angemessen ist. Fett ist stoffwechselaktiv und dient als Speicher. Fettreserven sind die wichtigsten Puffer unseres Energiestoffwechsels. Die in der menschlichen Evolutionsgeschichte immer wieder vorkommenden Zeiten des Mangels konnten ohne sie nicht überlebt werden. Umgekehrt stellt der Fettaufbau in Phasen des Nahrungsüberschusses einen wichtigen Gesundheitsschutz dar.

Auch hier ist entscheidend, wie stark wir unser biologisches System belasten. Aber wenn die Kompensationsgrenzen des Systems überschritten sind, kann übermäßiges Körperfett unseren Gefäßen schaden. Es ist davon auszugehen, dass dies etwa bei einem BMI von > 30 der Fall ist [Kaufmann, Huber 2008].

Auch im Rahmen eines Adipositasprogramms sollten diese Aspekte berücksichtigt werden.

4.6 Genetik

Es ist unstrittig, dass an der Entstehung von Übergewicht und Adipositas eine genetische Disposition beteiligt ist. Allerdings sind diese Mechanismen weitgehend unbekannt. Extrem selten sind reine Erbkrankheiten, in deren Zusammenhang Adipositas auftritt (z.B. Prader-Wille-Syndrom). So ist also davon auszugehen, dass im Rahmen der postulierten multifaktoriellen Verursachung mehrere Genvarianten die Entstehung von Übergewicht und Adipositas begünstigen. Diese können sowohl unmittelbar als auch mittelbar, z.B. über den Grundumsatz, wirksam werden.

Verschiedene Adoptivstudien zeigen eine deutliche genetische Mitbeteiligung [Bouchard 1994].

Frauen, die sich fettreich ernähren, entwickeln insbesondere dann eine Adipositas, wenn erstgradige Angehörige ebenfalls adipös sind.

Die Gruppe um Bouchard konnte in mehreren Studien nachweisen, dass bei eineiigen Zwillingen die Intrapaar-Korrelation für Gewichtsveränderungen im Hinblick auf kurz- oder langfristige Über- bzw. Unterernährung größer ist als zwischen Paaren, die aus verschiedenen einzelnen Zwillingen gebildet werden [Bouchard 1994]. In einer 100 Tage währenden Überernährungsstudie schwankten die Gewichtszunahmen von 24 eineiigen Zwillingen zwischen 4,3–13,4 kg [Bouchard 1994]. Somit steuern die genetischen Faktoren in der Regel nur mittelbar das Ausmaß der Gewichtsveränderung, die durch spezifische Umweltbedingungen resultiert.

Dies scheint auch bei den Pima-Indianern der Fall zu sein. Diese wanderten über die Behringstrasse durch Nordamerika nach Mexiko. Ein Teil des Stammes wanderte zurück nach Arizona in die USA. Bei gleicher genetischer Ausstattung führte der dort dominante körperlich-passive Lebensstil in Verbindung mit „typical American Food" dazu, dass der durchschnittliche BMI auf 33,4 kg/m² anstieg. Demgegenüber sind es nur 24,9 kg/m² für die Pima-Indianer, die in Mexiko leben [Ravussin et al. 1994].

Es bleibt abzuwarten, ob neuere Entwicklungen wie die Nutrigenomik, die die Wechselwirkungen zwischen der Ernährung und dem menschlichen Genom untersucht, tatsächlich verwertbare Fortschritte bringt. Letzten Endes ist es auch hier der Mensch, der sich entsprechend der nutrigenomischen Empfehlungen zu verhalten hat.

Ein wesentlicher evolutionärer Aspekt wird häufig ausgeblendet, wenn es um die Veränderung des Lebensstils geht. Bis auf die jüngste Vergangenheit war es zu fast allen Zeiten nicht sehr sinnvoll, sich zu bewegen, wenn damit kein vitales Ziel verfolgt wurde. Es war also absolut dumm, sich zu bewegen, wenn es nicht um den Nahrungserwerb oder die Fortpflanzung ging. Diese Verhaltenskomponente ist auch heute noch sehr ausgeprägt, und ein großer Teil der Schwierigkeiten, Menschen in Bewegung zu bekommen, ist auf dieses evolutionäre „Faulheitsgen" zurückzuführen.

4.7 Bewegung und Bewegungsmangel

Da auf das Thema körperliche Aktivität und Bewegung in seiner gesamten Bedeutung im weiteren Verlauf noch ausführlich eingegangen wird, soll hier nur die Rolle des Bewegungsmangels als auslösender Faktor für Übergewicht und Adipositas betrachtet werden.

Blair und Church [2004] nennen Bewegung als den gemeinsamen Nenner der „Obesity and Health Equation" und ordnen Bewegung und Bewegungsmangel noch vor dem Lebensstilfaktor Ernährung eine prioritäre Rolle bei der Entstehung der Adipositas und anderer Zivilisationskrankheiten zu.

Allerdings gerät man hier leicht in die Kausalitätsfalle. So ist zu klären, ob diese Menschen dick sind, weil sie sich zu wenig bewegen, oder ob sie sich wenig bewegen, weil sie dick sind. Diese Frage ist aber mithilfe von Interventionsstudien (vgl. Kap. 5) inzwischen geklärt. Bewegungsmangel stellt einen, wenn nicht den zentralen Faktor bei der Verursachung der Adipositas dar.

Auf der Grundlage einer großen Bandbreite von Untersuchungen ist von folgender Faktenlage auszugehen:

◂ Menschen mit überdurchschnittlich hoher körperlicher Aktivität sind signifikant weniger übergewichtig und adipös. Dieser Zusammenhang ist mit einer nahezu unendlichen Zahl von Daten und Untersuchungen unterfüttert und bietet allein schon einen hinreichenden Grund, die Rolle der körperlichen Aktivität zu stärken. Dieser Zusammenhang ist universell und gilt für alle Menschen und für jede Altersgruppe [Jenkins, Fultz 2008; Wang, Beydoun 2007; Hanson, Cheng 2007; Ball, Crawford 2003].

◂ Menschen mit überdurchschnittlich hoher körperlicher Aktivität leiden signifikant weniger an adipositaskorrelierten Krankheiten.

◂ In einer umfangreichen Reviewarbeit stellt Telford fest:
„Low PA and poor CR fitness are independent predictors of mortality related to type 2 diabetes and chronic disease in general. Together with well-demonstrated mechanisms, there is strong evidence that low PA and low CR fitness are direct, independent causes of metabolic dysfunction and type 2 diabetes." [Telford 2007; vgl. dazu auch Vatten et al. 2006; Kriska et al. 2003; Erlichmann, Kerbey, James 2002]

◂ Sobald Menschen den Umfang ihrer körperlichen Aktivität erhöhen und die nahrungsbezogene Energiezufuhr konstant halten, verlieren sie an Gewicht und oder reduzieren den Anteil an Körperfett [Weinstein, Sesson 2006; Sullivan et al. 2005; Hill, Wyatt 2005].

◂ Art und Umfang der körperlichen Aktivität korrelieren mit dem Gewichtsverlust. In einer prospektiven randomisierten und kontrollierten Studie konnte gezeigt

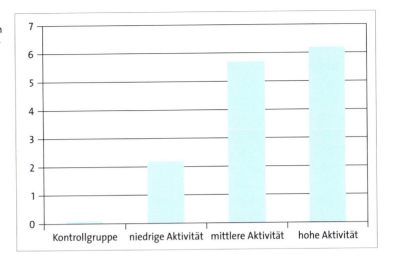

Abb. 4.7: Reduzierung des Körperfettanteils in Prozent nach einem 12-monatigen Training [McTiernan 2007]

werden, dass die Steigerung der allgemeinen Fitness und die Reduktion des Körperfettanteils proportional zum Umfang der körperlichen Aktivität verlaufen [McTiernan et al. 2007].
- Die physiologischen Mechanismen der Reduzierung des Körpergewichts durch den bewegungsinduzierten erhöhten Energieverbrauch sind bekannt und belegt [Telford 2007, Hill, Wyatt 2005].
- Die Erhöhung der körperlichen Aktivität hat nicht nur direkten Einfluss auf das Körpergewicht und die Körperzusammensetzung, sondern sie verändert langfristig den Ruhemetabolismus des Körpers und trägt so mittelbar zu einer weiteren Gewichtsreduzierung bei [Speakman et al. 2002].

4.8 Wer ist schuld am Übergewicht? Ernährung oder Bewegung?

Erstmals machen Heini und Weinsier 1997 auf das sogenannte amerikanische Paradoxon aufmerksam. Bei einer Untersuchung, welche Veränderungen durch die modifizierten Essgewohnheiten hervorgerufen werden, stießen sie auf einen paradoxen Zusammenhang:

- Die Übergewichtsprävalenz stieg zwischen 1976/80 und 1988/91 von 25,5 auf 33,3%.
- Die durchschnittliche Kalorienaufnahme fiel im gleichen Zeitraum von 1854 auf 1785 kcal.
- Der Fettanteil der Nahrung fiel von 41,6% auf 36,6%.

Dieser paradoxe Zusammenhang lässt aus Sicht der Autoren nur einen Schluss zu: „there has been a dramatic decrease in total physical activity related energy expenditure" [Hein, Weinsier 1997].

In einer Übersichtsarbeit zu der Frage, welche Faktoren für das Ungleichgewicht zwischen Energieverbrauch und Energieaufnahme verantwortlich sind, gelangen Hill und Melanson [1999] nach Sichtung der zur Verfügung stehenden Literatur zu eindeutigen Konsequenzen. Von den 3 bekannten wesentlichen Faktoren, die das Körpergewicht beeinflussen, ist es weder die individuelle Stoffwechselrate noch die Ernährung, sondern der beständige und deutliche Rückgang der körperlichen Aktivität, der für das steigende Übergewicht verantwortlich ist. „The most likely environmental factor contributing to the current obesity epidemic is a continued decline in daily energy expenditure that has not been matched by an equivalent reduction in energy intake" [Hill, Melanson 1999].

Einen genaueren Blick auf diesen Zusammenhang wirft eine Zwillingsstudie, die 970 weibliche Zwillinge untersuchte, um unabhängig von genetischen Einflüssen die Korrelation zwischen Körperfett, Fettverteilung und körperlicher Aktivität zu ermitteln [Samaras et al. 1999]. Es ergab sich ein eindeutiger Effekt zugunsten der körperlichen Aktivität nach der Formel: je aktiver, desto weniger Fett! Dieser Zusammenhang ergab sich auch für Frauen mit einer hohen genetischen Prädisposition zur Adipositas.

Insgesamt weisen die derzeitig vorliegenden Studien deutlich darauf hin, dass die Rolle der Ernährung in der Adipositasdiskussion stark überschätzt, wie die Rolle der Bewegung im gleichen Maße unterschätzt wird. Das in Kapitel 8 vorgestellte modulare Programm soll dazu beitragen, dieses Missverhältnis zu verschieben.

Auch zahlreiche andere Befunde deuten darauf hin, dass die Übergewichtsproblematik weniger durch veränderte Ernährungsgewohnheiten als durch den dramatischen Rückgang an körperlicher Aktivität ausgelöst wird. Vergleicht man z.B. die für einen Arbeiter empfohlene Energie und Nahrungsmenge, so hat sich hier seit mehr als 100 Jahren so gut wie nichts verändert (s. Abb. 4.8.).

Verursacht das egoistische Gehirn Adipositas?

Eine Arbeitsgruppe der Universität Lübeck um Peters brachte eine mögliche neue Ursache für das Übergewichtsproblem ins Spiel. Demnach nimmt die Aufrechterhaltung der Gehirnglukose eine überragende Stellung in der menschlichen Physiologie ein, die Vorrang vor allen Versorgungsvorgängen hat. Das Gehirn versucht unter Stressbedingungen immer danach, den Glukoselevel konstant zu halten. „Alternative Strategien des Gehirns, um seine eigenen Energieansprüche abzusichern, können zu Erkrankungen wie Adipositas oder Typ-2-Diabetes führen. Im Gegensatz zu traditionellen Modellen verändert das von uns vorgeschlagene Paradigma grundsätzlich die Hierarchie der regulierten Größen und stellt den Energiebedarf des Gehirns an die oberste Position. Die Größe der Fettmasse oder Muskelmasse wird damit zu einem Regulationsziel zweiter Ordnung. Gemäß diesem Konzept handelt es sich bei Adipositas und Typ-2-Diabetes um Erkrankun-

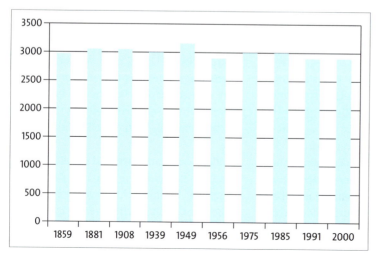

Abb. 4.8: Empfohlener Energiegehalt der Nahrung eines Arbeiters [nach Spiekermann 2005]

> gen des Gehirns mit Defekten der neuroendokrinen Funktionen. Anstrengungen zur Prävention oder Behandlung der Adipositas können nur dann erfolgreich sein, wenn diese spezifischen Aspekte berücksichtigt werden" [Peters et al. 2004, http://www.selfish-brain.org.].

4.9 Folgen der Adipositas

Die steigende Prävalenz des Übergewichts und Adipositas und die in diesem Zusammenhang entstehenden düsteren Prognosen und Ängste werden viel weniger durch ästhetische Sorgen als durch die in der Regel unvermeidlichen Gesundheitsprobleme, die mit der Adipositas einhergehen, hervorgerufen. Aus Sicht des Gesundheitssystems sind es hauptsächlich die damit einhergehenden Kosten, die Sorgen bereiten. Im Folgenden werden deshalb 3 Aspekte betrachtet: die Auswirkungen der Adipositas auf die Mortalität, die Morbidität und ihre gesundheitsökonomischen Aspekte.

4.9.1 Auswirkungen der Adipositas auf die Mortalität

Die Frage, ob Adipositas tatsächlich lebensgefährlich in dem Sinne ist, dass sie sich direkt auf die durchschnittliche Lebenserwartung auswirkt, war lange strittig. Auch in großen epidemiologischen Übersichtsarbeiten ließ sich ein solcher Zusammenhang nicht direkt abbilden. Im Jahr 1942 veröffentlichte die Metropolitan Life Insurance Company erstmals ihre Tabellen über den Zusammenhang von Gewicht und Lebenserwartung. Damit war eine Art Dogma geboren, in dem ein größenspezifisches „Idealgewicht" postuliert wurde. Auch wenn sich die Berechnungsmethoden gewandelt haben, ob mit Broca-Index, dem BMI oder anderen Verfahren, bleibt es dabei, dass das Durchschnittsgewicht der Bevölkerung weit von diesen Idealwerten entfernt liegt. So verwundert es, dass erst im Jahr 1991 eine Studie veröffentlicht wurde, die keine Bestätigung für den simplen Zusammenhang von Gewicht und vorzeitiger Sterblichkeit fand. Diese Metaanalyse zeigte, dass ein Übergewicht bis zu 20 kg für Frauen keinen, für Männer nur einen geringen negativen Effekt hatte [Applegate et al. 1991, Troiano et al. 1996].

Eine aktuelle Studie aus Schweden zeigt aber, dass sowohl Adipositas als auch Untergewicht ein erhöhtes Sterberisiko mit sich bringen. Das Risiko eines vorzeitigen Todes ist für adipöse Männer und Frauen etwa 50% höher als für die Normalgewichtigen. Für Übergewichtige konnte, wie in vergleichbaren Studien auch, keine signifikante Risikoerhöhung festgestellt werden. Die Autoren gelangen zu dem Schluss: „This study supports the findings of other studies, in that overweight seems to be an exaggerated risk factor for all-cause mortality, but is related to other chronic disease" [Ringbäck et al. 2008].

In der schottischen Studie von Lowlor et al. [2006] findet sich eine Risikoerhöhung für einen vorzeitigen Tod um nahezu 100% für Männer und 60% für Frauen.

Fontaine et al. [2003] zeigen den deutlichen Zusammenhang zwischen einem frühen Beginn der Adipositas und einem dadurch bedingten hohen Verlust an Lebensjahren. Dies bedeutet, je früher die Adipositas einsetzt, desto stärker wirkt sie sich auf die vorzeitige Sterblichkeit aus. In allen Untersuchungen, die sich mit dem Einfluss der Adipositas auf die Sterblichkeit beschäftigen, wird darauf hingewiesen, dass Adipositas nur mittelbar, nämlich über die dadurch ausgelösten Krankheiten eine vorzeitige Sterblichkeit auslöst.

4.9.2 Auswirkungen der Adipositas auf die Morbidität

Das Spektrum der durch Übergewicht und Adipositas ausgelösten Beeinträchtigungen zeigt eine hohe Vielfalt. Auch der Grad der „Mittäterschaft" der Adipositas bei der Krankheitsentstehung ist höchst unterschiedlich. Einen unmittelbaren Einfluss haben Übergewicht und Adipositas auf alle metabolischen Erkrankungen und hier insbesondere auf die Herz-Kreislauf-Erkrankungen. Dazu gehören u.a. Entgleisungen des Blutdrucks, die koronaren Herzkrankheiten, linksventrikuläre Hypertrophie und auch Schlaganfälle. So demonstriert eine umfassende Metaanalyse, die 21 Kohortenstudien mit mehr als 300 000 Menschen auswertet, eine dramatische Risikosteigerung durch ein überhöhtes Gewicht [Bogers et al. 2007]. Dabei wirken zwar der erhöhte Blutdruck und die Blutfettwerte als Einflussfaktoren, aber auch nach deren Ausschaltung bewirkt mehr Gewicht ein deutliches Plus an kardiovaskulären Erkrankungen. Diese bilden immer noch die führende Todesursache in nahezu allen Industrieländern. Leider beschränkt sich die pathogene Wirkung nicht auf das Herz-Kreislauf-System. Im Gegenteil, es gibt so gut wie kein biologisches System des Menschen, welches nicht durch Adipositas beeinträchtigt wird.

So wird das Entstehen folgender Erkrankungen durch die Adipositas ausgelöst oder begünstigt:
- Diabetes mellitus
  Das Diabetesrisiko steigt exponential mit dem Übergewicht. Dies belegen epidemiologische Daten sehr eindringlich (s. Abb. 4.9).
- Fettstoffwechselstörungen
- Störungen des gastrointestinalen Systems
  Dazu gehören Erkrankungen wie die Fettleber(!), Gallensteine, Erkrankungen der Speiseröhre.
- Dermatologische Erkrankungen wie Intertrigo
- Störungen der Blutgerinnung
- Schlafstörungen, wie z.B. Schlafapnoe
- Höheres Risiko bei jeder Art von medizinischen Eingriffen
- Bösartige Neubildungen (s. Kasten)
- Erkrankungen des Bewegungsapparates (s. Kasten)

Diese negativen Effekte des Übergewichts werden in der Regel unterschätzt. Fest steht, dass Adipositas Rückenschmerzen begünstigt. Noch

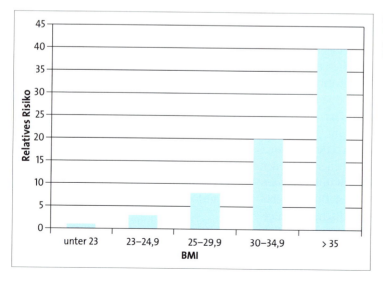

Abb. 4.9: Steigendes Diabetesrisiko mit steigendem Gewicht [nach Hu et al. 2001]

deutlicher ist der Zusammenhang mit altersbedingten arthrotischen Veränderungen.

Eine ganz neue und unerwartete Entwicklung zeigt sich bei Demenz, einem Krankheitsbild, welchem unter dem Gesichtspunkt des demografischen Wandels eine erhebliche Bedeutung zukommt. Längsschnittdaten, die vor durchschnittlich 36 Jahren an über 6000 US-Amerikanern erhoben wurden, zeigen ein deutliches, nämlich um das 2,6-fach erhöhte Demenzrisiko für Menschen mit einem erhöhten Bauchumfang. Die Bedeutung dieses Faktors war größer als alle anderen gemessenen Risikofaktoren wie BMI, Blutdruck, Blutfette usw. [Whitmer et al. 2008].

Adipositas und Krebserkrankungen
In den letzten Jahren zeigen epidemiologische Studien deutlichere Belege für das mit dem Gewicht steigende Krebsrisiko. Dieses ist zwar nicht für alle Krebsarten gleich ausgeprägt, jedoch so deutlich, dass es verwunderlich ist, wie wenig bis jetzt von diesem Wissen für präventive Kampagnen genutzt wird. So erhöht sich nicht nur das Erkrankungsrisiko, sondern auch die Wahrscheinlichkeit, an der Erkrankung zu versterben (s. Abb. 4.10).

Aktuelle Forschungsergebnisse (s. Abb. 4.11) zeigen eindringlich, dass insbesondere für das Kolonkarzinom, die zweithäufigste Krebsart, mit der Adipositas und den damit verbundenen Komorbiditäten das Erkrankungsrisiko stark ansteigt [Stocks et al. 2008].

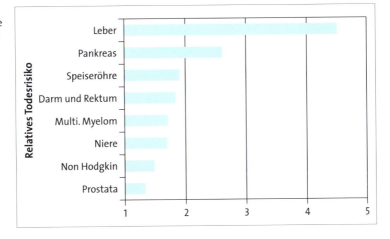

Abb. 4.10: Relatives Todesrisiko für männliche Patienten (BMI > 30) in Relation zu Patienten mit BMI zwischen 20–24,9 [nach Calle et al. 2003]

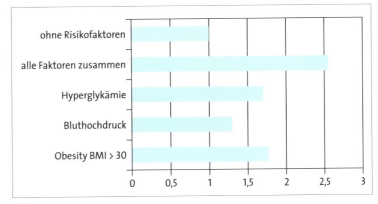

Abb. 4.11: Erhöhung des Risikos für Darmkrebs durch metabolische Risikofaktoren: Odds ratios [Stocks et al. 2008]

Adipositas und Arthrose

Arthrose ist die häufigste Ursache für Schmerzen und Bewegungseinschränkungen am Bewegungsapparat bei älteren Menschen. Insbesondere für die großen gewichttragenden Gelenke, wie die Hüfte und die Knie, stellt Adipositas den größten Risikofaktor dar. Dies gilt sowohl für die Auslösung des Problems als auch für dessen beschleunigtes Fortschreiten [Messier et al. 2004].

Am Beispiel der Kniearthrose kann man sich klar machen, wie stark die Auswirkungen von zu viel Gewicht sind:
- Übergewicht löst die Krankheit aus.
- Übergewicht beschleunigt das Fortschreiten der Krankheit.
- Schmerzen schränken die Bewegungsmöglichkeiten ein und verhindern so eine effektive Gewichtsreduzierung.
- Bei einem möglichen Gelenkersatz haben Übergewichtige die meisten Komplikationen und die schlechtesten Resultate.

Diese konkreten Krankheitsauswirkungen werden verstärkt und begleitet von massiven Funktionseinschränkungen. Diese treten sowohl im sexuellen Bereich als auch in anderen Bereichen der Teilhabe am Leben, wie z.B. im Beruf, auf. Gerade diese massiven psychosozialen Komplikationen, die sich unter anderem in sozialer Isolierung und einem eingeschränkten Selbstwertgefühl zeigen, behindern die betroffenen Menschen in ihrer Motivation, aktiv zu werden. So verhindert das Problem Übergewicht in aller Regel die Lösung des Problems Übergewicht.

4.9.3 Gesundheitsökonomische Aspekte der Adipositas

Angesichts der Fülle von adipositasassoziierten Erkrankungen ist es klar, dass die gesundheitsökonomische Bilanzierung nicht sehr günstig aussehen kann. Leider liegen bis jetzt noch keine exakten Daten zu den adipositasspezifischen Kosten in Deutschland vor, sodass wir auf Schätzungen und Interpolationen aus vergleichbaren Ländern angewiesen sind. Dabei geht es vor allem um eine gesellschaftliche Betrachtung der Kosten für Prävention, Behandlung und Rehabilitation. Dabei muss zwischen direkten und indirekten Kosten differenziert werden.

- **Direkte Kosten**
  Darunter versteht man die Kosten für Prävention und Therapie der Adipositas, d.h. Kosten für die Behandlung der oben genannten Erkrankungen. Für Adipöse steigt die Zahl der Arzt-Patient-Kontakte an. 10% aller Adipösen weisen mehr als 8 Arztbesuche pro Jahr auf, bei den Normalgewichtigen sind dies nur 3,3%. Ebenso ergeben sich höhere mittlere Kosten für Arzt-Patient-Kontakt (130,– € gegenüber 92,– €). Übergewichtige und Adipöse haben einen höheren Arzneimittelverbrauch sowie eine höhere Anzahl akutstationärer Aufenthalte. 4,9% der Normalbevölkerung sind im Jahresdurchschnitt auf akutstationäre Hilfe angewiesen, dagegen 9,9% der Adipösen.
- **Indirekte Kosten**
  Dies sind Kosten für die durch das Übergewicht ausgelösten Arbeitsunfähigkeitstage sowie die Kosten für Berufs- und Erwerbsunfähigkeit.

Die direkten Kosten der Adipositas werden auf jährlich 4–8% der Ausgaben im Gesundheitswesen verschiedener Industriestaaten geschätzt. Daraus wird deutlich, dass die mit der Adipositas verbundenen Kosten eine ernsthafte Gefahr für das Gesundheitssystem darstellen [Hebebrand et al. 2004].

Eine detaillierte Analyse zeigt, dass die direkten medizinischen Kosten für Normalgewichtige bei ca. 1000,– € lagen, aber für Personen mit starker Adipositas deutlich höhere Kosten (2572,19 €) entstehen [Lengerke, Reitmeier, John et al. 2006]. Eine Studie bestätigt die Annahme, dass übergewichtige Menschen auch häufiger und länger krank sind. Eine große finnische epidemiologische Studie [Visscher et al. 2004], die über einen Beobachtungszeitraum von 15 Jahren nahezu 20 000 Menschen beobachtete, zeigt, dass übergewichtige Männer

- über 200 Arbeitsunfähigkeitstage mehr als die normalgewichtigen Männer aufweisen,
- 1,68 Jahre länger auf Dauermedikation angewiesen waren,
- 0,39 Jahre länger an Herz-Kreislauf-Erkrankungen litten.

Ein zusätzliches Problem besteht darin, dass auch die indirekte ökonomische Bewertung, sogenannte intangible Kosten, nicht erfasst werden kann und deshalb dieser Faktor monetär nicht berücksichtigt wird. Diese Kosten entstehen durch adipositasbedingte Reduzierungen und Einschränkungen der Arbeitsleistung, deren Auswirkungen bis jetzt nur geschätzt werden können.

Die hohen direkten und indirekten und die nur abzuschätzenden intangiblen Kosten, die durch das Problem Adipositas entstehen, sind auch dafür verantwortlich, dass sich zahlreiche sehr unterschiedliche und auch relativ teure Maßnahmen in den Behandlungskonzepten finden. Dabei ist sogar zu befürchten, dass deren Einsatz weniger zur Kostenreduktion beiträgt, als dazu, die Kostenspirale weiter zu beschleunigen.

Literatur

Applegate WB et al., Case-control study of coronary heart disease risk factors in elderly. Journal of Clinical Epidemiology (1991), 44

Ball K, Crawford D, The obesity epidemic: contextual influences on physical activity and body weight. J Sci Med Sport (Australia) (2003), 6, 4, 377–378

Bauer U (2005) Das Präventionsdilemma. Potenziale schulischer Kompetenzförderung im Spiegel sozialer Polarisierung. Verlag für Sozialwissenschaften, Wiesbaden

Bellisari A, Evolutionary origins of obesity. Obesity Reviews (2008), 9, 2, 165–180

Blair SN, Church TS, The fitness, obesity, and health equation: is physical activity the common denominator? JAMA (2004), 292, 1232–1234

Bogers RP et al., Association of Overweight With Increased Risk of Coronary Heart Disease Partly Independent of Blood Pressure and Cholesterol Levels: A Meta-analysis of 21 Cohort Studies Including More Than 300 000 Persons. Arch Intern Med (2007), 167, 16, 1720–1728

Bouchard C, Perusse L, The Genetics of Obesity. Annual Review of Nutrition (1994), 13, 337–354

Bronfenbrenner U (1981) Die Ökologie der menschlichen Entwicklung. Klett-Cotta, Stuttgart

Bronfenbrenner U (1976) Anlage und Umwelt: Eine Neuinterpretation der vorliegenden Ergebnisse. In: Lüscher K (Hrsg.), Bronfenbrenner U, Ökologische Sozialisationsforschung, 33–57. Klett, Stuttgart

Cooper Z, Fairburn C, Hawker D (2008) Kognitive Verhaltenstherapie der Adipositas: Ein Manual in neun Behandlungsmodulen. Schattauer, Stuttgart

Cordain L et al., Plant-animal subsistence ratios and macronutrient energy estimations in worldwide hunter-gatherer diets. Am J Clin Nutr (2000), 71, 682–692

Drewnowski A, Fat and sugar: an economic analysis. J Nutr (2003), 133, 838–840

Egger G, Swinburn B, Rossner S, Dusting off the epidemiological triad: could it work with obesity? Obes Rev (2003), 4, 2, 115–119

Erlichman J, Kerbey AL, James WP, Physical activity and its impact on health outcomes. Paper 2: Prevention of unhealthy weight gain and obesity by physical activity: an analysis of the evidence. Obes Rev (England) (2002), 3, 4, 273–287

Fairburn C, Cooper Z, New perspectives on dietary and behavioural treatments for obesity. International Journal of Obesity (1996), 20, suppl. 1, 9–13

Fontaine KR et al., Years of Life Lost Due to Obesity. JAMA (2003), 289, 187–193

Hanson MD, Cheng E, Socioeconomic Status, Race, and Body Mass Index: The Mediating Role of Physical Activity and Sedentary Behaviors during Adolescence. J Pediatr Psychol (2007), 32, 250–259

Hebebrand J et al., Ist Adipositas eine Krankheit? Interdisziplinäre Perspektiven. Dtsch Arztebl (2004), 101, 37

Heini AF, Weinsier RL, Divergent trends in obesity and fat intake patterns: the American paradox. Am-J-Med (1997), 102, 3, 259–264

Hill JO, Physical activity and obesity. Lancet (England) (2004), 363, 9404, 182

Hill JO, Melanson EL, Overview of the determinants of overweight and obesity: current evidence and research issues. Med Sci Sports Exerc (1999), 31 (suppl), 515–521

Hill JO, Wyatt HR, Role of physical activity in preventing and treating obesity. J Appl Physiol (United States) (2005), 99(2), 765–770

Howard BV et al., Low-Fat Dietary Pattern and Risk of Cardiovascular Disease: The Women's Health Initiative Randomized Controlled Dietary Modification Trial. JAMA (2006), 295, 6, 655–666

Jenkins KR, Fultz N, The Relationship of Older Adults' Activities and Body Mass Index. J Aging Health (2008), 20, 217–234

Jequier, E, Pathways to obesity. Int-J-Obes-Relat-Metab-Disord. (2002), 26, Suppl 2, 12–17

Kaufmann T, Huber G, Der Aufbau von Körperfett – eine überlebenswichtige Gesundheitsressource. Bewegungstherapie & Gesundheitssport (2008) im Druck

Kriska AM et al., Physical activity, obesity, and the incidence of type 2 diabetes in a high-risk population. Am J Epidemiol (United States) (2003), 158, 7, 669–675

Lawlor DA et al., Reverse Causality and Confounding and the Associations of Overweight and Obesity with Mortality. Obesity (2006), 14, 12, 2294–2304

Lengerke vT, Reitmeir P, John J, Direkte medizinische Kosten der (starken) Adipositas: ein Bottom-up-Vergleich über- vs. normalgewichtiger Erwachsener in der KORA-Studienregion. Gesundheitswesen (2006), 68, 110–115

Margraf J (Hrsg.) (1996) Lehrbuch der Verhaltenstherapie, Band 1: Grundlagen, Diagnostik, Verfahren, Rahmenbedingungen. Springer, Berlin

McTiernan A et al., Exercise Effect on Weight and Body Fat in Men and Women. Obesity (2007), 15, 1496–1512

Messier SP et al., Exercise and dietary weight loss in overweight and obese older adults with knee osteoarthritis: the Arthritis, Diet, and Activity Promotion Trial. Arthritis Rheum (2004), 50, 5, 1501–1510

O'Keefe JH Jr, Cordain L, Cardiovascular disease resulting from a diet and lifestyle at odds with our Paleolithic genome: how to become a 21st-century hunter-gatherer. Mayo Clin Proc(2004), 79, 1, 101–108

Ogden J, Flanagan Z, Beliefs about the causes and solutions to obesity: A comparison of GPs and lay people. Patient Educ Couns (2008) im Druck

Parks E, Hellerstein MK, Carbohydrate-induced hypertriacylglycerolemia: an historical perspective and review of biological mechanisms. Am J Clin Nutr (2000), 71, 412–433

Peters A et al., The selfish brain: competition for energy resources. Neurosci Biobehav Rev (2004), 28, 2, 143–180

Ravussin E et al., Effects of a traditional lifestyle on obesity in Pima Indians. Diabetes care (1994), 17. 9, 1067–1074

Ringbäck Weitoft G, Eliasson M, Rosen M, Underweight, overweight and obesity as risk factors for mortality and hospitalization. Scand J Public Health (2008), 36, 2, 169–176

Samaras K et al., Genetic and environmental influences on total-body and central abdominal fat: the effect of physical activity in female twins. Ann Intern Med (1999), 130, 873–882

Schwarz M (Hrsg.) (2005) Fleisch oder Nudeln. Ernährungsempfehlungen auf Schlingerkurs? University press, Kassel

Schwarz M (2005) Editorial und Ernährungsempfehlungen auf dem Prüfstand. In: Schwarz M (Hrsg.) Fleisch oder Nudeln.

Ernährungsempfehlungen auf Schlingerkurs? 4–28. University press, Kassel

Speakman JR et al., Living fast, dying when? The link between aging and energetics. The journal of nutrition (2002), 132, 6, Suppl. 2, 1583–1597

Spence JC, Lee RE, Toward a comprehensive model of physical activity. Psychology of Sport and Exercise (2003), 4, 1, 7–24

Stocks T et al., Components of the metabolic syndrome and colorectal cancer risk; a prospective study. International Journal of Obesity (2008), 32, 304–314

Ströhle A (2005) Was die Evolution (nicht) lehrt oder: Paläolithische Nahrung für paläolithische Gene!? In: Schwarz M (Hrsg.) Fleisch oder Nudeln. Ernährungsempfehlungen auf Schlingerkurs? 33–48. University press, Kassel

Sullivan PW et al., Obesity, Inactivity, and the Prevalence of Diabetes and Diabetes-Related Cardiovascular Comorbidities in the U.S., 2000–2002. Diabetes Care (2005), 28, 1599–1603

Swinburn B, Egger G, Preventive strategies against weight gain and obesity. Obes Rev (2002), 3, 4, 289–301

Telford RD, Low Physical Activity and Obesity: Causes of Chronic Disease or Simply Predictors? Med Sci Sports Exerc (2007), 39, 8, 1233–1240

Troiano RP et al., The relationship between body weight and mortality: A quantitative analysis of combined information from existing studies. Int J Obes Relat Metab Disord (1996), 20, 1, 63–75

U.S. Department of Health and Human Services (1996) Physical Activity and Health: A Report of the Surgeon General. U.S. Department of Health and Human Services, Centers for Disease Control and Prevention, National Center for Chronic Disease Prevention and Health Promotion, Atlanta, GA

Vatten LJ et al., Adiposity and physical activity as predictors of cardiovascular mortality. Eur J Cardiovasc Prev Rehabil (England) (2006), 13, 6, 909–915

Visscher TLS et al., Obesity and Unhealthy Life-Years in Adult Finns, An Empirical Approach. Arch Intern Med (2004), 164, 1413–1420

Wang Y, Beydoun MA, The Obesity Epidemic in the United States – Gender, Age, Socioeconomic, Racial/Ethnic, and Geographic Characteristics: A Systematic Review and Meta-Regression Analysis. Epidemiologic Reviews Advance Access published online on May 17, 2007. Epidemiol Rev (2007), 29, 1, 6–28

Weinstein AR, Sesson HD, Joint effects of physical activity and body weight on diabetes and cardiovascular disease. Exerc Sport Sci Rev (United States) (2006), 34, 1, 10–15

Whitmer RA et al., Central obesity and increased risk of dementia more than three decades later. Neurology (2008). Published online before print March 26, 2008

Worm N (2005) Syndrom X oder Ein Mammut auf den Teller! Mit Steinzeitdiät aus der Wohlstandsfalle. Systemed, Lünen

Zimmer C (2006) Woher kommen wir? Elsevier, Heidelberg

5 Behandlungsansätze und deren Wirksamkeit oder: Über das, was wirkt, und das, was nicht wirkt

Do the right things and do the things right!
Peter Drucker

Menschen mit Übergewicht und Adipositas sind in aller Regel vom Klischee des glücklichen Dicken weit entfernt. Wer sich die in Beiträge in den entsprechenden Internetforen (z.B. http://www.deutschlands-dicke-seiten.de) durchliest, dem wird schnell klar, mit welchen psychosozialen und emotionalen Belastungen diese Menschen kämpfen. Obwohl es sich dabei nicht um einen repräsentativen Querschnitt der Übergewichtigen handelt, belegen die Aussagen der Betroffenen zum einen den häufig sehr intensiv geführten individuellen Kampf gegen das Übergewicht und zum anderen das große Ausmaß an individuell erlebter psychosozialer Belastung. Gleichzeitig dokumentieren die aufgeführten Kurzprotokolle (s. Kasten) die verheerende Aussichtslosigkeit ihrer Bemühungen.

> **Wie es Betroffene sehen: aus einschlägigen Internetforen**
> Ausgangsgewicht Anfang Juni 2004: 107 kg
> Tiefstand am 21.03.2005: 95,5 kg
> Stand am 30.01.2006: 103 kg
>
> Anfangsgewicht im Juli 2004: 113,0 kg
> Gewicht am 30.01.2005: 104,7 kg
> Gewicht am 01.01.2006: 111,0 kg –
> NEUSTART!!!
> (Quelle: http://www.adipositas-foren.de/ Zugriff am 30.03.2008)

> **Speckkummer & Kummerspeck – Gedanken vom Fettgefängnis**
> Ja, ich bin eine fette Sau.
> Es gefällt mir nicht, dass es so ist.
> Es gefiel mir nie, und wird mir nie gefallen, worauf ihr euren rosigen Arsch verwetten könnt.
> Fett sein ist beschissen!
> Es ist beschissen, in so einem Körper gefangen zu sein, und es sind die ganzen Nachteile beschissen, die man damit regelmäßig erlebt.
> Es ist entstellend, eine Form von Behinderung.
> Fettsein und die eigene Ohnmacht im Kampf dagegen sind für mich gute Gründe, mich selbst zu verachten, meine Unfähigkeiten darin zu verdammen, diesen Körper zu bezwingen, ihn so abzuändern, wie er mir wirklich hilfreich und nützlich wäre, wie ich mir gefallen könnte.
> (Quelle: http://www.adipositas-online. com/ 20.03.2008)

Übergewicht und Adipositas haben eine lange Entstehungsgeschichte und werden so gut wie nie durch eine, sondern fast immer durch ein ganzes Bündel von verschiedenen Ursachen ausgelöst und aufrechterhalten. Es scheint deshalb wenig sinnvoll, ein solch komplexes und lang währendes Entstehungsgefüge mit einer isolierten Maßnahme zu verändern. Dass dies nicht funktioniert, zeigt die Vielzahl von gescheiterten Anläufen mit Diäten, kurzfristigen Schüben von sportlicher Aktivität, Appetitzüglern, Schwitzbädern und obskuren Nahrungszusammenstellungen.

Trotzdem ist es notwendig, einen kurzen Blick auf die Methoden der Übergewichtsbehandlung und ihre mit wissenschaftlichen Methoden überprüfte Wirksamkeit, die sogenannte Evidenz, zu werfen. Auf der Grundlage dieser Analyse lassen sich Konsequenzen für eine effektivere Programmgestaltung in den folgenden Kapiteln ziehen. Dabei möchte ich mich auf drei wesentliche Ansätze beschränken und die folgenden Fragen beantworten:
- Was bringen Diäten?
- Was bringt Bewegung?
- Was bringen verhaltensorientierte Ansätze?

Fragen nach der Wirksamkeit medizinischer Interventionen werden heute mit Unterstützung des Ansatzes der Evidenzbasierung beantwortet.

Evidenzbasierung in der Medizin
Jeden Monat erscheinen etwa 5000 medizinische Fachartikel in den über 4000 Fachzeitschriften. Dieser scientific overkill macht es für den einzelnen Behandler immer schwieriger, die für die jeweilige Behandlungssituation beste Option zu finden. Dies gilt in besonderer Weise für geeignete Behandlungsstrategien der Adipositas, für die ein erheblicher Ressourceneinsatz bei bisher relativ geringen therapeutischen Effekten erforderlich ist. Die Evidence Based Medicine (EBM) sieht ihre Aufgabe darin, Entscheidungen für oder gegen eine therapeutische Intervention auf der Grundlage wissenschaftlicher Studien zu treffen. David L. Sackett, der Begründer dieser Arbeitsrichtung, definiert Evidence Based Medicine wie folgt: „der gewissenhafte, ausdrückliche und vernünftige Gebrauch der gegenwärtig besten externen, wissenschaftlichen Evidenz für Entscheidungen in der medizinischen Versorgung individueller Patienten" [Sackett et al. 1996].
Für die wissenschaftliche Fundierung zur Lebensstiländerung gelten dieselben Voraussetzungen und Anforderungen. Nur durch die Evidenzbasierung ist es möglich, „Ressourcen aus ungesicherten Bereichen in Felder von Unterversorgung, für die es ausreichende Nutzennachweise gibt" [Schmacke 2002], zu verlagern. Im weiteren Verlauf werden Arbeiten vorgestellt, die zur Evidenzbasierung der Adipositasbehandlung geeignet sind. Dabei sind unterschiedliche Qualitätsstufen der wissenschaftlichen Arbeiten zu berücksichtigen, die sogenannten Levels of Evidence. In Anlehnung an den Vorschlag des Oxford Center for Evidence Based Medicine schlagen Huber und Pfeifer [2004] folgende Systematik vor:

Level Ia Systematisches Review oder Metaanalyse von mehreren homogenen randomisiert-kontrollierten Studien
Level Ib Einzelne randomisiert-kontrollierte Studien (mit engen Konfidenzintervallen)
Level IIa Systematische Reviews von Kohortenstudien oder mehreren nicht randomisiert-kontrollierten Studien/quasiexperimentellen Studien
Level IIb Einzelne randomisiert-kontrollierte Studien, einzelne Kohortenstudien
Level IIc „Outcome"-Forschung, ökologische Studien (z.B. Analyse von Daten zu Risikofaktoren)
Level IIIa Systematische Reviews von Fall-Kontroll-Studien, Korrelationsstudien
Level IIIb Einzelne Fall-Kontroll-Studien
Level IV Fall-Serie und qualitativ schlechte Kohorten- und Fall-Kontroll-Studien
Level V Expertenmeinung
[Weitere Informationen zu Hintergrund und Vorgehensweise: Greenhalgh 2000; Huber, Pfeifer 2004; Perleth 2003]

5.1 Diäten

Es ist nahe liegend, Probleme, von denen man glaubt, dass sie durch Ernährung verursacht werden, durch Ernährungsumstellungen zu verändern. Diese, in unserem Falle kalorienarmen und Energie reduzierenden Umstellungen gehören zu den ältesten medizinischen Maßnahmen. In seiner ursprünglichen und erweiterten Bedeutung als umfassende Lebensphilosophie findet sich die Diätetik sogar als zentrale Aufgabe der Heilkunst im Eid des Hippokrates von Kos: „Ich will mich nach dem System der Diätetik und der Lebensregeln richten, gemäß meinen Fähigkeiten und meiner Urteilskraft und ich will mich enthalten von allem, was gefährlich oder schädlich ist."

Seit dem 19. Jahrhundert verstehen wir Diäten in der heutigen Bedeutung als zeitlich begrenzte Ernährungsumstellung meist mit dem Ziel einer Gewichtsreduktion. Für Diäten, die den Anspruch einer therapeutischen Wirksamkeit haben, sollten die folgenden Kriterien eingehalten werden:

- Diäten und Ernährungsumstellungen erfordern die Integration des Umfeldes (im Sinne Bronfenbrenners des Mikrosystems), um die Compliance zu sichern.
- Reine Ernährungsumstellungen ohne Wissensvermittlung sind nicht sinnvoll.
- Das tägliche Energiedefizit sollte 500–1000 kcal betragen. Als realistisches Ziel sollte ein Gewichtsverlust von ca. 0,5–1 kg pro Woche angestrebt werden.

Es gibt auf dem Markt ein sehr breites Spektrum von höchst unterschiedlichen und teilweise recht eigenwilligen Interventionen, deren Wirksamkeit in den seltensten Fällen mit wissenschaftlichen Methoden untersucht und/oder belegt wurden. Eine Analyse der Literatur nach den Kriterien der evidenzbasierten Medizin (s. Kasten) überrascht vor allem wegen der bemerkenswerten Diskrepanz zwischen dem präsentierten Forschungsaufwand und dem tatsächlichen Erkenntnisgewinn, der den Anwendern und letztendlich den Betroffenen dann zur Verfügung steht. Mit ungeheuer viel Aufwand wird wenig Greifbares produziert und der Grad des Nichtwissens über einen Bereich, der für alle Menschen mehrmals täglich von Bedeutung ist, ist bemerkenswert. Ein Beispiel dafür ist der nach wie vor schwebende Konflikt (vgl. Kap. 4.5), ob eine fettreduzierte Diät oder eine kohlenhydratreduzierte Diät zur langfristigen Gewichtsreduktion besser geeignet sind. Ebenfalls überrascht die kurze Halbwertszeit der jeweiligen Empfehlungen, die sich in rascher Folge abwechseln. Dies gilt sowohl für zeitlich limitierte Diätempfehlungen als auch für die Zusammensetzung der sogenannten Ernährungspyramide, mit deren Hilfe die jeweiligen Erkenntnisse kommuniziert werden. Auch deren Überlebensdauer ist deutlich eingeschränkt.

Die folgenden Ausführungen beschränken sich explizit auf wissenschaftliche Belege. Dazu werden nur Arbeiten aus den letzten Jahren Berücksichtigung finden, um der Schnelllebigkeit der Empfehlungen Rechnung zu tragen.

Eine umfangreiche systematische Zusammenfassung der Behandlungsansätze der Adipositas, die als ein „Health Technology Assessment" im Auftrag der englischen Gesundheitsbehörde durchgeführt wurde [Avenell et al. 2004], kommt zu folgenden Ergebnissen und Empfehlungen:

- Diäten mit einem niedrigen Anteil an Fetten und einem Energiedefizit von ca. 600 kcal (low-fat) führen nach 12 Monaten zu einem Gewichtsverlust von durchschnittlich 5,3 kg Körpergewicht.
- Dabei verbessern sich die metabolischen Risikofaktoren sowie das Risiko, vorzeitig an einer kardiovaskulären Erkrankung zu versterben. Dies gilt für beide Geschlechter.
- Medikamente wie Orlistat oder Sibutramin führen nach 2 Jahren zu einem Gewichtsverlust von ca. 3,3 kg Körpergewicht.

- Die Integration eines Bewegungsprogramms beschleunigt die Gewichtsabnahme und erhöht die Langzeitwirkung.
- Ein Vergleich der Kosten von Medikamenten und Lebensstilumstellung erbringt in etwa gleiche Ergebnisse. Allerdings stehen Daten zu langfristigen Effekten noch aus.

Die Deutsche Adipositasgesellschaft empfiehlt einen anzustrebenden Gewichtsverlust von 10%. Es ist offensichtlich, dass der durchschnittliche Erfolg von Diäten und Medikamenten davon sehr weit entfernt ist. Angesichts der Ausgangsgewichte in der Zielgruppe sind die Ergebnisse einer 24-Monate-Intervention fast deprimierend.

Einem expliziten Vergleich von 4 weitverbreiteten Diätmethoden widmet sich eine randomisierte, prospektive und kontrollierte Studie von Gardner et al. [2007]. Die ausgewählten Methoden bilden quasi die Prototypen der derzeitigen Diätempfehlungen:

- **Atkins-Diät:**
  Die klassische Low-Carb-Diät mit einem extrem niedrigen Kohlenhydratanteil bei einem hohen Fettanteil.
- **LEARN:**
  Steht als Abkürzung für Lifestyle, Exercise, Attitudes, Relationships, and Nutrition und empfiehlt einen 55- bis 60%igen Kohlenhydratanteil und einen Anteil von weniger als 10% an gesättigten Fetten.
- **Ornish-Diät:**
  Sie wurde von Dr. Dean Ornish entwickelt und setzt auf eine vegetarische Ernährung mit starker Betonung von Ballaststoffen, niedrigem Fettanteil von maximal 10%, 20% Proteine und 70% Kohlenhydrate.
- **Zone Diät:**
  Entwickelt von dem Biochemiker Dr. Barry Sears, setzt auf ein Verhältnis von 40% Kohlenhydraten, 30% Proteine und 30% Fett.

Die herkömmliche Ernährungszusammensetzung in den USA beträgt 40% Fett, 20% Proteine und 40% Kohlenhydrate. Alle Verfahren betonen die Notwendigkeit einer flankierenden körperlichen Aktivität.

Dazu wurde der Königsweg der Studiendesigns gewählt, und es handelt sich um eine durchaus spannende Forschungsfrage, die an 311 prämenopausalen Frauen über 12 Monate untersucht wurde. Die Ergebnisse in Kurzfassung:

- Der Gewichtsverlust war am größten für die Gruppe mit der kohlenhydratreduzierten Atkins-Diät (Low-Carb), er betrug durchschnittlich 4,7 kg.
- Danach folgt mit beträchtlicher Distanz die LEARN-Diät mit 2,6 kg.
- Im gleichen Bereich lag das Ornish-Programm mit 2,3 kg.
- Mit ebenfalls deutlichem Abstand folgte die Zone-Diät, bei der lediglich 1,6 kg Gewichtsverlust zu verzeichnen war.

Berücksichtigt man den Altersdurchschnitt von etwa 43 Jahren, den BMI von 32 und den durchschnittlichen Körperfettanteil von 40%, so entspricht die untersuchte Stichprobe sicher den klassischen Zielgruppen solcher Interventionen und ist für eine solche Untersuchung gut geeignet. Allerdings sind auch hier die Ergebnisse alles andere als befriedigend. Selbst die effektivste Atkins-Gruppe hatte bei einem Ausgangsgewicht von durchschnittlich 86 kg nur etwas mehr als 5% des Ausgangsgewichts verloren.

Es kann hier nicht auf alle aktuellen Studien eingegangen werden, sie bestätigen jedoch nahezu alle das Urteil einer sehr aufwendigen Übersichtsarbeit in Form der Metaanalyse „The Effect of Dietary Counseling for Weight Loss" [Dansinger et al. 2007].

Über diesen bescheidenen Resultaten schwebt die nahezu beständige Gewissheit, dass dem durch die Diät eingeleiteten Gewichtsverlust in der Regel sehr bald eine Gewichtszunahme folgt.

5.1 Diäten

Bedeutsam bei diesen Forschungen scheinen allenfalls die immer deutlicher werdenden Belege für die Überlegenheit der kohlenhydratreduzierten Kost, zumindest was den Gewichtsverlust über 12 Monate angeht. Eine Erklärung für diese Überlegenheit liefert der sogenannte glykämische Index.

Der glykämische Index (GI):
gibt darüber Auskunft, wie stark sich ein Lebensmittel auf den Blutzuckerspiegel nach der Nahrungsaufnahme (postprandial) auswirkt. Für das Problem Adipositas ist der GI von Bedeutung, weil höherer Blutzucker mit einer verstärkten Insulinausschüttung einhergeht [Roberts 2000].
Insulin fördert den Transport von Glukose zu allen Zellen des Körpers und aktiviert in der Leber und in den Muskelzellen Enzyme, die für die Oxidation von Glukose und die Verarbeitung von Glukose in Glykogen verantwortlich sind. Dazu kümmert sich Insulin in den Fettzellen um die Aktivierung von Enzymen, die zur Umwandlung von Glukose in Fett notwendig sind. Dadurch hemmt Insulin den Abbau von Fett.
Als Referenzwert gilt der GI von Traubenzucker mit dem Wert 100. Der GI ist vor allem davon abhängig, wie die Kohlenhydratzusammensetzung im jeweiligen Nahrungsmittel beschaffen ist. Neuere Studien belegen, dass die Nahrungspräferenz von Kost mit niedrigem glykämischen Index günstige Auswirkungen auf die Insulinausschüttung und den Blutzucker hat. Auch das Fett-Profil im Plasma und das individuelle Sättigungsgefühl werden günstig beeinflusst.
- Ungünstig sind demnach Nahrungsmittel mit einem GI von 70 und darüber (z.B. Traubenzucker 100, Baguette 95, Bier 74, Graubrot 68).
- Im Mittelfeld liegen Nahrungsmittel mit einem GI zwischen 50 und 70 (z.B. Haferflocken 64, Orangensaft 63, Nudeln 50)
- Günstig sind Nahrungsmittel mit einem GI unter 50 (z.B. Vollkornbrot 40, Müsli 30, Vollmilchschokolade 22(!), Gemüse unter 15).

Der GI ist allerdings noch von weiteren Faktoren, wie der Art der Zubereitung (Hitzezufuhr erhöht den GI) oder der Kombination mit anderen Nährstoffen (Fett verzögert die glykämische Reaktion) abhängig. Deshalb fungieren die Tabellen lediglich als Orientierungshilfen.
Obwohl wir noch wenig über die Langzeiteffekte einer solchen Ernährung wissen, werden sogenannte LOGI-Diäten (Low Glycemic Index) zur Gewichtsreduzierung empfohlen.

Eine an LOGI-Prinzipien orientierte Diät, bei der die Portionen nicht eingeschränkt werden, stellt zumindest eine gleichwertige Alternative zu restriktiven, weil portionenkontrollierten Low-Fat-Programmen dar. Analog zu der Studie von Gardner et al. [2007] zeigt eine Untersuchung von Maki et al. [2007] einen Gewichtsverlust nach 12 Wochen von 4,9 kg für die Low-Carb-Gruppe und 2,5 kg für die Low-Fat-Gruppe. Allerdings war nach 36 Wochen der Unterschied tendenziell zwar noch deutlich, aber nicht mehr signifikant (4,5 kg versus 2,6 kg). Eine eindeutige Überlegenheit der kohlenhydratreduzierten Kost konnten auch Hellmeyer et al. [2006] für die Behandlung von langjährig erkrankten Diabetikern in einer Rehabilitationsklinik feststellen.

Eine Untersuchung von Chaput et al. [2008] belegt, dass dieser Effekt der schnelleren Gewichtsabnahme, wie postuliert, über die Insulinausschüttung gesteuert wird.

Die postprandiale Stoffwechselentgleisung mit starker Insulinausschüttung scheint auch für entzündliche Prozesse im Vorfeld von kardiovaskulären Erkrankungen bedeutsam zu sein [O'Keefe et al. 2008]. Auch in dieser Hinsicht empfiehlt sich eine Orientierung an einer Mischung von Steinzeitnahrung, mediterraner Kost und japanischen Ernährungsgewohnheiten. Allen gemeinsam ist die Orientierung eher an Low Carb als an Low Fat.

Es ist eine Binsenweisheit und trotzdem von zentraler Bedeutung für Wirkung oder Nichtwirkung: Empfehlungen zur Ernährung und Diäten nützen nichts, wenn sie nicht befolgt werden und sie wirken nur, solange sie befolgt werden. So schwebt über allen Diäten ein doppelter Fluch:
- Es fällt Menschen sehr schwer, sich an solche Empfehlungen zu halten.
- Nach einer befristeten kalorienreduzierten Diät folgt die Gewichtssteigerung so sicher wie die nächste Erhöhung des Benzinpreises.

Hier zeigen sich die wissenschaftlichen Befunde einmal nicht kontrovers, sondern sehr konsistent, obwohl bei diesen Studien methodische Limitierungen als Hürden zu berücksichtigen sind. So sind die Forscher in der Regel auf die subjektiven Aussagen und Ernährungsprotokolle der Befragten angewiesen, ohne deren Wahrheitsgehalt abschätzen zu können. Eine sehr aufwendige australische Studie untersuchte an einer Stichprobe von über 10 000 Frauen, die sich an der Australian Longitudinal Study on Women's Health beteiligten, in welchem Umfang die dabei kommunizierten Diätempfehlungen („13 Guidelines") eingehalten wurden [Ball et al. 2004]:
- Nur 2(!) Frauen aus der gesamten Stichprobe hielten sich an alle Empfehlungen.
- Etwa ein Drittel der Stichprobe hielt sich an etwa die Hälfte der Empfehlungen.
- Insbesondere die Empfehlung zur Reduktion von gesättigten Fettsäuren wurde nicht eingehalten.
- Frauen, die allein lebten, und Frauen mit niedrigem sozioökonomischem Status zeigten die geringste Compliance.

Die Verfasser kommen zu dem Schluss: „The present findings demonstrate that a considerable disparity exists between Australian dietary recommendations and the actual diets of middle-aged Australian women" [Ball et al. 2004].

In einer aktuellen Auswertung der fortgeschriebenen Daten [Atlantis, Barnes, Ball 2008] mit diesmal über 16 000 Australierinnen, zeigte sich, dass sich weniger als 15% an den grundlegenden Regeln zu Ernährung orientierten.

Es ist überraschend, wie wenig diese offensichtliche Diskrepanz zwischen Ernährungsempfehlungen und ihrer tatsächlicher Akzeptanz und Befolgung erforscht wird. Die überwiegende Zahl der Studien ist ergebnisorientiert und beschäftigt sich mit den Gewichtseffekten der Diäten und weniger mit der grundlegenden Compliance. Aber indirekt zeigen auch diese Studien die schlechte Akzeptanz der verschiedenen Diätregime. Selbst die mit großem Medienaufwand von BBC England begleitete Untersuchung (the BBC diet trial: Atkins, Weightwatcher, Slim Fast, Conley) beendeten nach 12 Monaten nur noch 54% der ursprünglichen 293 Teilnehmer. Die Ergebnisse waren im Übrigen nicht überraschend. Mit der Atkins-Diät konnte der schnellste Gewichtsverlust eingeleitet werden, doch nach 12 Monaten gab es zwischen den Diäten keinen signifikanten Unterschied, alle Teilnehmer verloren im Schnitt 9 kg und erreichten damit das angestrebte Ziel einer 10%igen Gewichtsreduktion. Es ist aber davon auszugehen, dass hier Selektionsmechanismen greifen und sich nur die „erfolgreichen" 54% der Endabnahme nach 12 Monaten stellten.

Ohne Medienbegleitung verschlechtert sich die Compliance. Dies bemängeln ebenfalls die Autoren der Metaanalyse zu den Effekten von Diätempfehlungen. Die Studien haben allgemein „high rates of missing data and failed to explain these losses" [Dansinger et al. 2007].

> **Zur Wirkung von Diäten**
> Diäten haben insgesamt sehr bescheidene Erfolge.
> Das angestrebte Ziel von 10 kg Reduktion des Ausgangsgewichts wird von Diäten in der Regel nicht erreicht.
> Kohlenhydratreduzierte Diäten leiten in der Regel einen schnelleren Gewichtsverlust ein.
> Im 12-monatigen Vergleich liegen nahezu alle Interventionen gleichauf.
> Die Akzeptanz von Diäten ist nicht sehr groß, und es kommt bei vielen Teilnehmern zum vorzeitigen Abbruch.
> Es gibt so gut wie keine Studie zu den Langzeiteffekten von Diäten.
> Insgesamt betrachtet scheint es nicht sehr sinnvoll zu sein, langzeitig verfestigten Ernährungs- und Lebensstilmustern mit einer zeitlich befristeten und meist als aversiv erlebten Diät zu begegnen.

5.2 Bewegung

Zu wenig Bewegung und damit verbundene körperliche Inaktivität führt zu einem Ungleichgewicht in der Energiebilanz. Dieser Zusammenhang ist absolut nicht neu oder gar überraschend. Was aber überrascht, ist die Diskrepanz, mit der die beiden hauptverantwortlichen Entstehungsfaktoren des Übergewichts und der Adipositas, Ernährung und Bewegung, gewichtet werden. Dies bezieht sich sowohl auf die Klärung der Ursachen als auch auf die Interventionsmaßnahmen. Dabei sind es nicht nur die wissenschaftlichen Studien, bei denen eher die Untersuchungen thematisch eindeutig „ernährungslastig" ausfallen, sondern auch der Verbraucher bekommt vorwiegend Ernährungsempfehlungen serviert. Betrachtet man z.B. die Bestsellerlisten bei den Sachbüchern und Ratgebern, so finden sich aktuell (März 2008) in der Liste der 10 meistverkauften Bücher allein 6 Werke, die sich mit Ernährung beschäftigen, davon 4 Ratgeber zur Gewichtsreduktion („Die neue Diät", „Schlank im Schlaf", „Schlank im Schlaf, das Kochbuch", „Weight watchers, der vier Wochen Power Plan", alle Angaben von mediacontrol und GfK). Der große Markt, der offensichtlich für diese Bücher vorhanden und für die Publikationsschwemme verantwortlich ist, ist aber eher Ausdruck des Leidensdrucks und der Ratlosigkeit der betroffenen Menschen als die verbraucherorientierte und hilfreiche Umsetzung von gesicherten wissenschaftlichen Erkenntnissen. Wenig überraschend ist dagegen, dass sich in der Bestsellerliste kein einziges Buch findet, welches als Ratgeber für das Thema Bewegung dienen könnte. Diese Repräsentanz auf den Bestsellerlisten ist zwar nur ein kleiner Ausschnitt, liefert aber ein gutes Spiegelbild der Wahrnehmung und Akzeptanz der körperlichen Inaktivität als Auslöser von Übergewicht und darum auch als Schlüssel zu einer erfolgreichen und langfristigen Gewichtsregulation.

Zunächst soll aber ein Blick auf die vorliegenden Studien zeigen, wie die Evidenzlage zum Bewegungsbereich aussieht.

Evidenzlage

Drei unterschiedliche Perspektiven ergeben zusammen ein umfassendes Bild, wie sich Bewegung und Übergewicht bedingen:
1) Sind sportliche Menschen seltener übergewichtig? Verhindert sportliche Bewegung die Entstehung der Adipositas?
2) Sind gezielte Bewegungsprogramme effektiv, um eine Gewichtsabnahme zu erreichen?
3) Kann Bewegung und körperliche Aktivität die erneute Gewichtszunahme verhindern oder zumindest verzögern?

Zu 1): Eine Übersichtsarbeit zu der Fragestellung nach den präventiven Potenzialen der Bewegung zu Übergewichtsvermeidung von

Fogelholm und Kukkonen-Harjula [2000] zeigt den vermuteten inversen Zusammenhang von körperlicher Aktivität: je mehr körperliche Aktivität, desto geringer das Übergewicht; dieser Zusammenhang findet sich mit und ohne vorherige Diät. Aus der Sichtung der vorliegenden prospektiven Studien ergab sich, dass ca. 1500–2000 kcal pro Woche notwendig sind, um das Körpergewicht langfristig zu halten. Dies geht deutlich über herkömmliche Empfehlungen zum Umfang der körperlichen Aktivität hinaus. Diese Befunde werden von Saris et al. [2003] nochmals bekräftigt, und es wird gefordert, die herkömmlichen Empfehlungen zur körperlichen Aktivität zu revidieren: „There is compelling evidence that prevention of weight regain in formerly obese individuals requires 60–90 minutes of moderate intensity activity or lesser amounts of vigorous intensity activity" [Saris et al. 2003].

Bestätigt wird diese Position durch die Untersuchung von Atlantis, Barnes und Ball [2008], die in einer großen epidemiologischen Untersuchung Bewegungsmangel („lack of activity") als entscheidenden Risikofaktor ausmachen. Eine weitere Übersichtsarbeit unterstreicht die Forderung nach verschärften Empfehlungen zum Umfang der körperlichen Aktivität vehement [Bauman et al. 2008].

Zu 2): Zu der im vorigen Abschnitt erwähnten Cochrane-Übersicht zu den Diäten passend, wurde mit dem gewohnt akribischen Vorgehen der Cochrane Collaboration eine vergleichbare Analyse zur Rolle der Bewegung bei der Behandlung des Übergewichts [Shaw et al. 2006] vorgenommen.

Insgesamt wurden dazu die vorliegenden 43 randomisierten und kontrollierten Studien mit mehr als 3400 Teilnehmern ausgewertet. Trotz einer großen Heterogenität der Zielgröße (der abhängigen Variablen) und auch der durchgeführten Bewegungsprogramme ergaben sich bei einer Zusammenführung folgende Effekte:

- ▲ Bewegungsprogramme allein zeigen einen geringen Gewichtsverlust.
- ▲ Bewegungsprogramme in Kombination mit Diät bringen einen größeren Gewichtsverlust als Diät allein.
- ▲ Mit steigender Intensität der Bewegungsprogramme steigt der Gewichtsverlust.
- ▲ Bewegungsprogramme beeinflussen in starkem Ausmaß die Blutfette, den Blutdruck und die Plasmaglukose.
- ▲ Auch diese Effekte werden mit zunehmender Intensität größer.

Die Befunde führen zu der Empfehlung, Bewegung als gewichtsreduzierende Intervention einzusetzen, nach Möglichkeit in Kombination mit Ernährungsumstellung. Die Autoren weisen explizit darauf hin, dass sich die kardiovaskulären Risikofaktoren nach körperlicher Aktivität auch dann verbessern, wenn das Gewicht stabil bleibt!

Zu 3): Die bereits oben erwähnte Arbeit von Fogelholm und Kukkonen-Harjula [2000] zeigt, dass bei ausreichender körperlicher Aktivität auch nach Diäten die ansonsten unvermeidlich erscheinende Gewichtszunahme nicht oder nicht so stark stattfindet. Es ist offensichtlich, dass im Prinzip immer vergleichbare gewichtsstabilisierende Mechanismen am Werk sind. Wareham [2007] verweist allerdings zu Recht auf noch ungelöste Forschungsfragen und methodische Probleme, die vor allem daraus resultieren, dass körperliche Aktivität in vielen Lebensbereichen (Beruf, Freizeit und Alltag) stattfindet und selbst das triviale Problem der Messung von körperlicher Aktivität nicht adäquat gelöst ist.

Körperliche Aktivität
Es besteht ein direkter Zusammenhang zwischen körperlicher Aktivität und Gewichtszunahme. Dieser ist umgekehrt proportional.
Körperliche Aktivität wirkt als präventives Mittel, führt zu einer Gewichtsredu-

> zierung und wirkt langfristig gewichtsstabilisierend.
> Zahlreiche Fragen wie die Erfassung der körperlichen Aktivität, eine differenzierte und effektive Programmgestaltung, die Schaffung einer möglichst langfristigen Bindung an körperliche Aktivität sind noch nicht geklärt.
> Unabhängig von der Gewichtsreduzierung verbessert körperliche Aktivität die gemessenen kardiovaskulären Risikofaktoren (Blutfette, Bluthochdruck, etc.).

5.3 Verhaltensmodifizierende und kognitive Ansätze

In den letzten Jahren haben sich im Zuge der zunehmenden Akzeptanz der Adipositas als behandlungsbedürftiger Essstörung mehr und mehr psychotherapeutische Verfahren der Erkrankung angenommen. Aus dem bunten Panorama dieser Ansätze haben sich dabei besonders die Verhaltenstherapie, kognitive Ansätze sowie die Kombination der beiden Verfahren bewährt. Eine solche krankheitsspezifische Verbindung hat sich auch für die Behandlung psychosomatischer Störungen als erfolgreich erwiesen. Dazu liefert die Verhaltenstherapie folgende wichtige Elemente [Cooper, Fairburn, Hawker 2008].
1. eine ausführliche Analyse der auslösenden oder problemstabilisierenden Bedingungen und Verhaltensweisen;
2. eine ausführliche Instruktion und Umsetzung von effektiven Maßnahmen wie Selbstkontrolltechniken, Stimuluskontrolltechniken, Verstärkung von richtigem Essverhalten und sozialer Unterstützung.

Die kognitiven Ansätze helfen dabei, die Grundlagen des jeweiligen Verhaltens zu erklären und zu verstehen und die Basis für langfristige Verhaltensänderungen zu legen.

Da im weiteren Verlauf der Umsetzung des Deltaprinzips explizit auf kognitive und verhaltenstherapeutische Elemente zurückgegriffen wird, werden diese dort ausführlicher erläutert.

Zur Wirksamkeit dieser Ansätze liegen zahlreiche Studien vor. In einer Cochrane-Übersicht gelangen Shaw et al. [2005] zu dem Schluss, dass die vorwiegend eingesetzten kognitiven verhaltenstherapeutischen Ansätze sich in Kombination mit Bewegung und Diät als erfolgreich erweisen. Allerdings betrug die durchschnittliche Gewichtsreduktion auch nur 4,9 kg.

> „Several psychological methods are used to try and help people who are overweight or obese to lose weight. This review found that cognitive behaviour therapy and behaviour therapy significantly improved the success of weight loss for these people. Cognitive therapy was not effective as a weight loss treatment. There was not enough evidence to reach a conclusion about other psychological forms of therapy, such as relaxation therapy and hypnotherapy, however the evidence that is available suggests that these therapies may also be successful in improving weight loss. No data on mortality, morbidity or quality of life were found" [Shaw et al. 2005].

Das zentrale Problem der Adipositasbehandlung können auch zunächst erfolgreiche Kombinationsbehandlungen nicht verhindern. Nach abgeschlossener Behandlung kommt es wieder zu einer Gewichtszunahme [Perri et al. 2001]. Dieser Effekt ist so stark, dass die Frage nicht mehr lautet, ob eine Gewichtszunahme erfolgt, sondern wann und wie schnell.

Die Gründe dafür sind vielfältig und können in ihrer Komplexität nicht komplett dargestellt werden. Ein zentrales Problem der zu geringen Wirksamkeit liegt aber in aller Regel darin, dass die Verbindung von psychotherapeutischen Interventionen und der Modifikation von Lebensstilfaktoren auch in gemeinsamen Ansätzen zu schwach ist. Dies hängt damit zusammen, dass die unterschiedlichen Professionen nur ihren eigenen Ansatz verfolgen. Um ein bessere Wirksamkeit zu erzielen, müssen wir eine engere Verzahnung der einzelnen Ansätze anstreben. Dies soll in den folgenden Kapiteln vorgestellt werden.

5.4 Medikamente

Es wäre verwunderlich, wenn sich die Pharmaindustrie den nahezu unerschöpflichen Adipositasmarkt entgehen lassen würde. Aber auch hier haben alle Forschungsbemühungen zu keinen durchschlagenden Resultaten geführt. Zwar bietet die Industrie in der Grauzone zwischen Nahrungsergänzungsmittel und verschreibungspflichtigen Medikamenten ein ganzes Spektrum von Schlankheitspräparaten, doch die Belege für die Wirkung sind bis jetzt spärlich oder widersprüchlich. Hier ein kleiner Überblick:

- **Medikamente**
  Der Wirkstoff Orlistat ist unter dem Handelsnamen Xenical bekannt und hemmt die Fettaufnahme im Darm. Die Wirksamkeit ist in der Kombination mit einer kalorienreduzierten Diät durch Studien belegt. Der Wirkstoff Sibutramin wirkt zentralnervös und sättigungsverstärkend. Das Medikament ist unter dem Handelsnamen Reductil bekannt und hat zahlreiche Nebenwirkungen.
  Die Medikamente dürfen nur auf ärztliche Verordnung eingenommen werden.
- **Medizinprodukte**
  Hier findet sich breites Spektrum von Sättigungs- und Quellmitteln. Placebokontrollierte Studien liegen nicht vor, die Präparate werben mit dem Label „klinisch geprüft".
- **Diätische Lebensmittel**
  Hierbei handelt es sich um Nahrungsmittel, die in Form von Formula-Diäten eine hypokalorische Diät erleichtern sollen. Es liegen Studien vor, die bei einer Integration der Präparate in ein umfassendes Abnahmeprogramm Wirksamkeit belegen.

Diese Substanzen können als kleine chemische Helfer sicher dabei helfen, einen initialen Gewichtsverlust einzuleiten, der dann auch sehr motivationsfördernd sein kann. Die Evidenz für langfristige Effekte ist jedoch gering.

5.5 Chirurgische Eingriffe

Der Einsatz dieser Verfahren ist beschränkt auf die Behandlung massiven Übergewichts und erst dann angemessen, wenn alle konservativen Interventionen professionell durchgeführt und erfolglos waren. Diese Indikationsstellung ist oft mit einer unmittelbaren Lebensbedrohung verbunden. Der Erfolg der chirurgischen Eingriffe, in der Regel als Magen-Bypass durchgeführt, ist relativ gut.

Literatur

Atlantis E, Barnes EH, Ball K, Weight status and perception barriers to healthy physical activity and diet behaviour. International Journal of Obesity (2008) 32, 343–352

Avenell A et al., Systematic review of the long-term effects and economic consequences of treatments for obesity and implications for health improvement. Health Technol Assess (2004), 8, 21, III–IV, 1–182

Ball K et al., How well do Australian women comply with dietary guidelines? Public Health Nutrition (2004), 7, 443–452

Bauman A et al., Leisure-time physical activity alone may not be a sufficient public health approach to prevent obesity – a focus on China. Obesity Reviews (2008), 9, 119–126

Chaput P et al., A novel interaction between dietary composition and insulin secretion: effects on weight gain in the Quebec Family Study. Am J Clinical Nutrition (2008), 87, 2, 303–309

Cooper Z, Fairburn CG, Hawker D (2008) Kognitive Verhaltenstherapie der Adipositas: Ein Manual in neun Behandlungsmodulen. Schattauer, Stuttgart

Dansinger ML et al., Meta-analysis: The Effect of Dietary Counseling for Weight Loss. Annals of internal medicine (2007), 147, 1, 41–50

Fogelholm M, Kukkonen-Harjula K, Does physical activity prevent weight gain – a systematic review . Obes Rev (2000), 1, 2, 95–111

Gardner CD et al., Comparison of the Atkins, Zone, Ornish, and LEARN Diets for Change in Weight and Related Risk Factors Among Overweight Premenopausal Women: The A TO Z Weight Loss Study: A Randomized Trial. JAMA (2007), 297, 969–977

Greenhalgh T (2000) Einführung in die Evidence Based Medicine. Hans Huber, Bern

Heilmeyer P et al. , Ernährungstherapie bei Diabetes mellitus Typ 2 mit kohlenhydratreduzierter Kost (LOGI-Methode). Internistische Praxis (2006), 46, 181–191

Huber G, Pfeifer K (2004) Evidenzbasierung der Sporttherapie. In: Schüle K, Huber G (Hrsg.), Grundlagen der Sporttherapie, 2. Aufl., 158–168. Elsevier, München

Maki KC et al., Effects of a reduced-glycemic-load diet on body weight, body composition, and cardiovascular disease risk markers in overweight and obese adults. Am J Clinical Nutrition (2007), 85, 724–734

O'Keefe H, Gheewala NM, O'Keefe JO, Dietary Strategies for Improving Post-Prandial Glucose, Lipids, Inflammation, and Cardiovascular Health. J Am Coll Cardiol (2008), 51, 249–255

Perleth M (2003) Evidenzbasierte Entscheidungsunterstützung im Gesundheitswesen. WikU Verlag, Berlin

Perri MG et al., Relapse prevention training and problem-solving therapy in the long-term management of obesity. Journal of Consulting and Clinical Psychology (2001), 69, 722–726

Roberts SB, High-glycemic index foods, hunger, and obesity: is there a connection? Nutr Rev (2000), 58, 163–169

Sackett et al., Evidence-based medicine: What it is and what it isn't. Editorial from the British Medical Journal on 13th January 1996. BMJ (1996), 312, 71–72

Saris WHM et al., How much physical activity is enough to prevent unhealthy weight gain? Outcome of the IASO 1st Stock Conference and consensus statement. Obesity Reviews (2003), 4, 101–114

Schmacke N, Evidenzbasierte Medizin: Fundament zur Vereinbarung indi vidueller Therapieziele. GGW (2002), 4/2002,16–25

Shaw K, Gennat H, O'Rourke P, Del Mar C, Exercise for overweight or obesity. Cochrane Database Syst Rev. (2006), 18

Wareham N, Physical activity and obesity prevention. Obesity Reviews (2007), 8, 109–114

Shaw K, O'Rourke P, Del Mar C, Kenardy J, Psychological interventions for overweight or obesity. Cochrane Database of Systematic Reviews (2005), Issue 3

6 Das Deltaprinzip – ein Bewegungskonzept

*Abnehmen ist doch einfach,
das habe ich schon mehr als 20-mal gemacht.*

Jeder Mensch nimmt im Jahr durchschnittlich 800 000 kcal zu sich, und es erstaunt, dass es relativ vielen Menschen gelingt, das Körpergewicht trotz dieser geballten Energiezufuhr über die Jahre einigermaßen konstant zu halten. Es genügen aber schon geringe Abweichungen im Verhältnis von Energieverbrauch und Energiezufuhr, um das wohldosierte biologisch-systemische Gleichgewicht zu verschieben und eine Gewichtszunahme einzuleiten. Alle Anzeichen deuten darauf hin, dass es immer weniger Menschen schaffen, dieses Gleichgewicht in ihrer Energiebilanz zu bewahren. Deshalb konzentrieren wir uns auf diesen einfachen Zusammenhang.

Fassen wir die wesentlichen Aspekte dazu zusammen:
1. Wir sehen einen steigenden Anteil übergewichtiger und adipöser Menschen.
2. Es gibt keine oder nur eine geringe langfristige Wirkung, wenn das Problem über eine Diät oder eine Ernährungsumstellung angegangen wird.
3. Es gibt ausreichende Belege für die Wirkung von Bewegungsprogrammen. Diese sind aber auch nur dann wirksam, wenn die verbrauchte Energie nicht zusätzlich aufgenommen wird. Die Wirksamkeit der körperlichen Aktivität ist in Abhängigkeit vom Bewegungsumfang und dem dadurch ausgelösten Energiebilanzdefizit zu sehen.
4. Es ist wichtig, zwischen der Gewichtsreduzierung und der Gewichtsstabilisierung zu differenzieren. Es gelingt relativ vielen Menschen, das Gewicht zu reduzieren, es gelingt aber kaum jemandem, dieses reduzierte Gewicht langfristig zu halten.

Vor diesem Hintergrund fordern die meisten Konzepte, die eine Lösung des Problems Gewichtsregulation versprechen, zur Skepsis heraus. Dies gilt insbesondere für alle zeitlich limitierten Konzepte oder Interventionen, die sich allzu weit vom eigentlichen Energiebilanzproblem entfernen, wie z.B. bizarre Diätempfehlungen. Die Ursachen von Übergewicht und Adipositas sind von so komplexer und massiver Natur, dass die Lösung nur über einen Ansatz zu finden ist, der das Problem auf den ursprünglichen Auslösemechanismus reduziert: das Energiebilanzproblem.

Es scheint trivial, ist aber deshalb nicht weniger wahr: Übergewicht entsteht nur dann, wenn mehr Kalorien zugeführt als verbraucht werden. Übergewicht kann nur abgebaut werden, wenn mehr Energie verbraucht als zugeführt wird. Der **griechische Buchstabe Delta** wird in vielen verschiedenen Kontexten verwendet. Die bekannteste Bedeutung hat er in den Naturwissenschaften, und hier steht er als **Symbol für Differenz (Δ)**. Genau diese Differenz zwischen Energieaufnahme und Energieverbrauch ist der Schlüssel, um Übergewicht und Adipositas abzubauen und um das Gewicht selbstständig, langfristig und effektiv zu kontrollieren. Mit dem Deltaprinzip gibt es auch die Möglichkeit, für die getrennten Phasen von Gewichtsreduzierung und Gewichtsstabilisierung ein verbindendes Konzept zu schaffen.

Betrachtet man das Problem aus Sicht des sozialökologischen Ansatzes von Bronfenbrenner, so wird dort (vgl. Kap. 4) gefordert, dass im Mikrosystem, also durch das eigene Verhalten und dem der unmittelbaren Umgebung, die nicht veränderbaren Veränderungen der Umwelt ausgeglichen oder abgefedert werden müssen. Das Deltaprinzip kann dafür so etwas wie die didaktische und methodische Vorgabe liefern.

Auch aus Sicht der wiederbelebten epidemiologischen Triade (vgl. Kap. 4) stellt das Deltaprinzip einen Ansatz dar, der dem Einzelnen hilft, die mächtigen und negativen Einflussgrößen der adipogenen Umgebung (obesogenic environment) zu kontrollieren.

Das Deltaprinzip baut auf drei banalen Zusammenhängen auf:
- Wer abnehmen will, muss mehr verbrauchen, als er zu sich nimmt (negatives Delta).
- Wer sein Gewicht halten will, darf nicht mehr essen, als er verbraucht (kein Delta).
- Wer mehr zu sich nimmt, als er verbraucht, wird zunehmen (positives Delta).

Das Deltaprinzip erfordert von den Teilnehmern keine radikale Umstellung der Lebensgewohnheiten. Nahezu alle empirischen Daten belegen, dass ein solches Vorgehen zum Scheitern verurteilt ist. Was wir viel mehr brauchen, ist eine geringe, aber trotzdem wirksame Justierung des Lebensstils. Diese Justierung kann über verschiedene Stellschrauben verändert werden. So kann die Energieaufnahme reduziert, der Energieverbrauch durch körperliche Aktivität erhöht werden oder auch beides.

Dabei hat das Deltaprinzip, auch aus evolutionären Gründen, eher die Verbrauchs- also die Bewegungsseite im Visier. Dies bedeutet nicht, dass das Thema Ernährung ausgeblendet wird, im Gegenteil, bei einer Reduzierung der aufgenommenen Nahrungsenergie potenzieren sich die Effekte.

Dazu ein kleines Beispiel:

Eine bisher inaktive Person mit 90 kg Körpergewicht geht jeden Tag 1 Stunde (insgesamt) zu Fuß mit einer Geschwindigkeit vom gemütlichen 5 km/h. Dabei werden etwa (s. weiter unten) 450 kcal verbraucht. Dies entspricht einem ungefähren Gewichtsverlust von 50 g. Dies addiert sich übers Jahr bei 300 Tagen (ohne Sonntag und Urlaub) auf 15 kg!

Das Ziel des Deltaprinzips besteht darin, Menschen die Kompetenz zu vermitteln, langfristig und nachhaltig ihr Körpergewicht zu reduzieren oder zu stabilisieren, indem sie autonom das Verhältnis von Energieaufnahme und Energieabgabe steuern. Diese Steuerung ist am einfachsten und wirksamsten über die Erhöhung des Energieverbrauchs durch körperliche Aktivität zu erzielen. Phasen der Gewichtsabnahme können durch Nahrungsrestriktion beschleunigt werden.

Wir erleben oft, dass Menschen mit Übergewicht von ihrem Gewicht bestimmt werden. Effektives Gewichtsmanagement setzt aber die angesprochene Autonomie voraus; diese haben nur Menschen, die selbst über ihr Gewicht bestimmen. Dazu müssen sie sich an die so scheinbar trivialen Regeln halten.

Um diese auch umzusetzen, müssen die betroffenen Menschen wissen, was sie zu sich nehmen, wissen, wie viel sie verbrauchen, und vor allem wissen, welche Fülle von Möglichkeiten sie haben, um das Delta in Ihrem Sinne zu steuern.

Das **biopsychosoziale Deltaprinzip** gründet sich auf folgende Überlegungen:
- Das Deltaprinzip wird sowohl von sozialökologischen Konzepten und anderen Modellen wie dem Konzept der epidemiologischen Triade (der adipogenen Umgebung) als auch von evolutionsbiologischen Überlegungen begründet.
- Das Deltaprinzip hat eher den Charakter einer überdauernden Verhaltensmaxime. Da alle zeitlich begrenzten Interventio-

nen nach ihrem Absetzen zu Gewichtszunahme führen, müssen die bestimmten Komponenten des individuellen Lebensstils überdauernd beibehalten werden.
- Das Deltaprinzip stützt primär ein Bewegungskonzept, verbindet aber ernährungsbezogene Verhaltensweisen mit solchen der Bewegung.
- Das Deltaprinzip ist relativ einfach zu verstehen und lässt sich in jeder Lebenssituation anwenden.
- Das Deltaprinzip gibt die Verantwortung zurück an die Betroffenen und eröffnet ihnen verschiedene Optionen; sie können selbst bestimmen wie, wo und wann sie ihr Gleichgewicht herstellen.
- Diese Selbstverantwortung kann nur derjenige übernehmen, der über die notwendigen Kenntnisse und Fertigkeiten verfügt.
- Das Deltaprinzip soll die Diskussion um externe gesellschaftliche Einflüsse nicht blockieren. Es soll aber jedem Betroffenen die Möglichkeit geben, in seinem Mikrosystem einen Ausgleich zu schaffen.
- Das vorliegende modulare Programm soll Menschen die Kenntnisse und Fertigkeiten vermitteln, die notwendig sind, um nach dem Deltaprinzip zu leben.

6.1 Warum stützt sich das Deltaprinzip in erster Linie auf Bewegung?

Der ungewöhnlich dynamische Anstieg in der Prävalenz von Übergewicht und Adipositas spricht nicht dafür, dass hier genetische Einflüsse eine entscheidende Rolle spielen. Es ist davon auszugehen, dass dieser Anstieg bei leicht sinkender aufgenommener Nahrungsenergie mit einem geringeren Fettanteil vor allem auf den dramatischen Rückgang an körperlicher Aktivität zurückzuführen ist [Weinsier et al. 1998]. Dies ist aber nur der Ausgangspunkt für die Entscheidung, einen bewegungsorientierten Lösungsweg zu suchen. Dafür sprechen auch die folgenden Argumente:
- Körperliche Aktivität und Bewegung hat einen positiven therapeutischen Einfluss auf nahezu alle Erkrankungen, die mit der Adipositas assoziiert sind; dies gilt sogar dann, wenn kein Gewichtsverlust zu verzeichnen ist [Lee et al. 2005].
- Das Spektrum körperlicher Aktivitäten ist so groß, dass es für nahezu jeden Menschen und jede Lebenssituation Möglichkeiten und Chancen gibt, darüber dauerhaft und nachhaltig die Energiebilanz zu steuern.

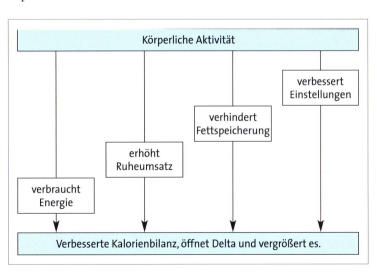

Abb. 6.1: Körperliche Aktivität und Deltaprinzip

- Körperliche Aktivität und Bewegung tragen dazu bei, den Ruheumsatz zu erhöhen. Dies funktioniert am besten mit einer Erhöhung der Muskelmasse, aber dieser Effekt tritt auch unmittelbar und direkt nach körperlicher Aktivität auf [Rosenbaum et al. 2000].
- Körperliche Aktivität und Bewegung verschieben die Relation von stoffwechselaktiver muskulärer Gewebsmasse im Verhältnis zur stoffwechselinaktiveren Fettmasse zugunsten der Muskulatur.
- Im Gegensatz dazu gehen nahezu alle ernährungsorientierten Maßnahmen mit einer Verlangsamung der Stoffwechselraten einher.
- Körperliche Aktivität und Bewegung haben nach dem Absetzen keine negativen Auswirkungen wie Diäten oder restriktives Essverhalten in Form des physiologisch begründeten Jojoeffektes.
- Es gibt bei körperlicher Aktivität und Bewegung auch deshalb keine negativen Effekte durch Absetzen, weil man Bewegung nicht komplett absetzen kann und zumindest für einen Teil eine längerfristige Bindung an körperliche Aktivität geschaffen wird.
- Körperliche Aktivität und Bewegung haben einen positiven Einfluss auf Emotionen. Diäten haben demgegenüber in aller Regel einen negativen Einfluss auf die Lebensqualität und die Befindlichkeit.

All dies spricht dafür, das Problem Übergewicht und Adipositas aktiv über Bewegung anzugehen. Sollte es noch eines weiteren Beweises bedürfen: Ross et al. [2000] konnten zeigen, dass allein ein Energiebilanzdefizit, also ein Delta von 700 kcal pro Tag, ausreicht, um bei gleicher Ernährung in 3 Monaten im Schnitt 7,4 kg abzunehmen. Die Studie liefert auch Hinweise für das Scheitern von Bewegungskonzepten. Dies liegt schlicht und ergreifend daran, dass die Teilnehmer sich zwar mehr bewegen, aber ihrer Evolution folgen und entsprechend mehr essen. Andererseits scheinen es auch viele Teilnehmer nicht zu schaffen, das notwendige Energiebilanzdefizit herzustellen. Dies kann an fehlendem Wissen oder an fehlender Motivation liegen. Diese Einsichten sind aber auch nicht neu, und sie werden von zahlreichen Wissenschaftlern geteilt:

„It is time to get serious about combating obesity. The data are sufficiently strong to advocate promoting an increase in activities of daily living as a first strategy to prevent weight gain and regain" [Wyatt, Hill 2002].

Was fehlt, ist die konkrete Umsetzung in Programmen. In diesem Buch wird ein Konzept dargestellt, um die bisherigen Überlegungen in eine strukturierte Intervention überführen zu können. Zunächst sollen aber die Faktoren betrachtet werden, die die körperliche Aktivität zum entscheidenden Schlüssel für die Umsetzung des Deltaprinzips machen.

6.2 Individueller Energieverbrauch und seine Einflussfaktoren

Der Energieverbrauch eines Menschen in Ruhe entspricht in etwa gleich der einer schwachen Glühbirne von 50–80 Watt oder 4 wirkungsgleicher Sparlampen. Durch körperliche Aktivität wie schwere körperliche Arbeit kann sich dieser Grundumsatz vervielfachen, und Spitzensportler sind, allerdings nur kurzfristig, in der Lage, mehr als 5000 Watt zu leisten. Athleten in Ausdauersportarten leisten über längere Zeit hinweg ca. 1800 Watt. Die Energie dazu liefert die Nahrung. Bis vor etwa 11 000 Jahren, als in der Jungsteinzeit der Homo sapiens sapiens sesshaft wurde, musste diese Nahrung, wie bereits beschrieben, gesammelt oder gejagt werden. War dies erfolgreich, so konnten unsere Vorfahren ca. das 10–20-Fache dessen an Nahrungsenergie erhalten, was sie für dieses Sammeln und Jagen an Energie brauchten.

6.2 Individueller Energieverbrauch und seine Einflussfaktoren

Dies war notwendig, denn die Angehörigen mussten versorgt werden, und nicht immer waren die Unternehmungen erfolgreich. Wir alle wissen, dies hat sich extrem gewandelt. Mit einer Einkaufsfahrt in den Supermarkt kann ich mit einem minimalen Energieaufwand, der nur geringfügig über dem Grundumsatz liegt, Hunderttausende von Kalorien im Kofferraum meines Wagens verstauen und diese dann als Beute im heimischen Kühlschrank deponieren.

> Kalorie stammt vom lat. Wort calor ab und bedeutet Wärme. Eine Kalorie ist die Menge Energie, die benötigt wird, um 1 Liter Wasser um 1 Grad zu erwärmen und zwar von 36,5 auf 37,5 Grad. International wurde die Kalorie durch die Einheit Kilojoule ersetzt. 1 Kalorie = 4,184 Kilojoule.
>
> Nährstoffe haben einen unterschiedlichen Energiegehalt:
>
> | Nährstoff | kcal |
> |---|---|
> | 1 g Eiweiß | 4 |
> | 1 g Kohlenhydrate | 4 |
> | 1 g Fett | 9 |
> | 1 g Alkohol | 7 |

So sieht es auch die Anthropologie: „Der moderne sesshafte Mensch hat seine Energie- und Nährstoffzufuhr von der Notwendigkeit körperlicher Aktivität entkoppelt" [Schwarz 2005]. Allerdings haben sich die Essgewohnheiten, vor allem was die aufgenommene Nahrungsenergie angeht, nur geringfügig verändert. Was sich ebenfalls wenig verändert hat, ist der schon oben erwähnte Ruheumsatz. Das Körpergewicht des Menschen wird auf der Verbrauchsseite von drei Faktoren gesteuert:

- Energieverbrauch in Ruhe durch den Grundumsatz (Basic Metabolic Rate). Darunter versteht man die Stoffwechselrate, die notwendig ist, um die Körpertemperatur und die grundlegenden Körperfunktionen aufrechtzuerhalten. Je höher der Anteil an Muskelmasse, desto höher ist auch der Energieverbrauch in Ruhe. Der Grundumsatz ist von weiteren Faktoren abhängig. So beeinflussen Körpergewicht, Alter, Geschlecht, Tageszeit und hormonelle Einflüsse den Grundumsatz. Diese Aspekte werden von herkömmlichen Berechnungen zum individuellen Grundumsatz nicht berücksichtigt. Ein bekanntes Beispiel dafür ist die Mufflin-Gleichung:
  - Für Männer: (10 x Gewicht in kg) + (6.25 x Größe in cm) – (5 x Alter) + 5
  - Für Frauen: (10 x Gewicht in kg) + (6.25 x Größe in cm) – (5 x Alter) – 161
- Thermischer Effekt durch Nahrungsaufnahme (TEM; thermic effect of a meal). Darunter versteht man die Energie, die zur Verdauung (Nahrungsaufspaltung, Resorption, Resynthese etc.) benötigt wird. Dieser Effekt ist abhängig von der Nahrungszusammensetzung und steigt mit dem Energiegehalt der Mahlzeit. Es ist umstritten, ob körperliche Aktivität den thermischen Effekt signifikant erhöhen kann.
- Energieverbrauch durch körperliche Aktivität

> **Grundumsatz**
> Alle Gewichtskurven bei einer reduzierenden Nahrungsumstellung werden flacher; das bedeutet, dass mit der Zeit immer weniger bis gar kein Gewicht mehr verloren wird, da der Grundumsatz ökonomisiert und immer geringer wird.
> Auf diesen häufig ausgeblendeten Effekt weist Bouchard [2008] hin. Er geht auf der Basis seiner Berechnung davon aus, dass z.B. ein adipöser Mann mit einem BMI von 35 und einem Übergewicht von 32 kg einen Grundumsatz hat, der um mehr als 700 kcal über dem eines Normalgewichtigen liegt. Nähert er sich seinem Normalgewicht, muss er seine

> Energieaufnahme zusätzlich um diese 700 kcal reduzieren. Bei einem BMI von 50 beträgt dieser höhere Grundumsatz mehr als 2000 kcal. Dies macht aus physiologischer Sicht deutlich, warum eine diätetische Gewichtsabnahme sich quasi selbst limitiert.
>
> Es ist schon relativ lange bekannt, dass Bewegung im Gegensatz zu einer kalorienrestriktiven Diät zu keinem erniedrigten Grundumsatz führt. Es liegen Untersuchungen vor, die einen Anstieg des Grundumsatzes allein durch gesteigerte körperliche Aktivität dokumentieren [Donahue et al. 1984].

Die Abbildungen 6.2 und 6.3 zeigen den ungefähren Anteil am täglichen Gesamtenergieverbrauch eines aktiven oder inaktiven Menschen.

Es wird deutlich, dass die Erhöhung der körperlichen Aktivität nahezu die einzige Möglichkeit, die einzige Stellschraube, darstellt, einen entscheidenden Einfluss auf das Delta der Energiebilanz zu nehmen.

6.3 Energieverbrauch durch körperliche Aktivität

Der Wirkungsgrad des Körpers ist sehr gut, und der Energieverbrauch der Muskulatur ist auch aus evolutionären Gründen nicht so hoch, wie wir ihn gerne zur Gewichtsreduzierung hätten. Die Evolution vermag eine ungeheuere Vielfalt von Arten hervorzubringen, die an die jeweilige Umgebung optimal adaptiert sind. Dazu braucht sie aber immer Zeit. Ein dramatischer und schneller Wandel hin zu luxuriösen Verhältnissen mit einem Zuviel an Nahrung und einem Zuwenig an Bewegung für den Menschen, darauf wird die Evolution sicher langfristig reagieren. Allerdings braucht evolutionäre Veränderung immer Zeit. Wir befinden uns erst ganz am Anfang dieses Prozesses und können nur erahnen, wie der an diesen Zustand optimal angepasste Mensch aussehen wird.

Es soll hier nicht eine (sicher ungenügende) Kurzfassung der menschlichen Leistungsphysiologie und der muskulären Energiebereitstellung geleistet werden. Es liegt dazu eine Fülle von didaktisch hervorragend

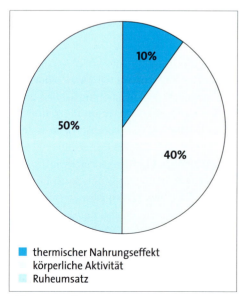

Abb. 6.2: Anteiliger Energieverbrauch eines aktiven Menschen

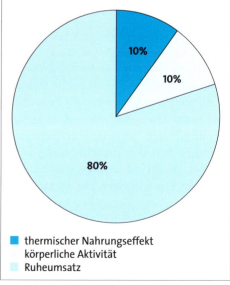

Abb. 6.3: Anteiliger Energieverbrauch eines inaktiven Menschen

aufbereiteten Lehrbüchern vor. An dieser Stelle soll nur auf die besonderen Aspekte hingewiesen werden, die im Kontext des Energieverbrauchs durch Bewegung und Sport für eine Gewichtsregulation von Bedeutung sind.

Der Energieverbrauch bei körperlicher Aktivität ist von der Art und dem Umfang der durchgeführten Bewegung abhängig. Wenn man nach der obigen Formel davon ausgeht, dass der durchschnittliche Grundumsatz und der thermische Effekt der Nahrung für Männer bei ca. 1500–2000 kcal und für Frauen bei 1200–1500 kcal liegt, so kann dieser durch körperliche Aktivität um ein Vielfaches gesteigert werden.

Relativ einfach kann der Kalorienverbrauch beim Laufen oder Joggen abgeschätzt werden. Er beträgt: Energieverbrauch in kcal = kg Körpergewicht x gelaufene km. Läuft eine Person mit 75 kg eine Strecke von 10 km, so beträgt der Energieverbrauch 750 kcal. Dabei wird in etwa eine Geschwindigkeit von 12 km/h oder 5 min/km zugrunde gelegt. Dies entspricht gerade mal einem Big Mac der bekannten Fast-Food-Kette, der in weniger als 5 min verzehrt ist.

Im Internet finden sich zahlreiche interaktive Tools, mit denen sich der individuelle Energieverbrauch berechnen lässt (vgl. u.a. http://www.focus.de/gesundheit/ernaehrung/tests/kalorienrechner).

> **Eine Alternative zur Berechnung mit Kalorien: Das metabolische Äquivalent?**
> Aus Sicht der Bewegung wäre es angemessen, nicht die ernährungsorientierte Währung der Kalorien zu benutzen, sondern das sogenannte metabolische Äquivalent MET (Metabolic Equivalent). Grundlage des MET ist die Sauerstoffaufnahme, sie beträgt ca. 3,5 ml/kg/min in Ruhe. Dies entspricht 1 MET. Körperliche Aktivität steigert die Sauerstoffaufnahme um ein Vielfaches.
>
> | | |
> |---|---|
> | Gehen mit 5 km/h | 3 MET |
> | Joggen mit 12 km/h | 8 MET |
> | Fahrradfahren mit 30km/h | 12 MET |
>
> METS lassen sich auch in Kalorien umrechnen und zwar nach der Formel
> **1 MET = 1 kcal pro Stunde und pro kg Körpergewicht [Ainsworth 2002].**
> Eine Aktivität mit 10 METS bei 100 kg Körpergewicht entspricht demnach einem Energieverbrauch von etwa 1000 kcal.
> Diese Berechnungsgrundlage zeigt die Bedeutsamkeit der Zeitdauer der Aktivität für das zu erreichende Energiebilanzdefizit.

Da die Verbrauchsseite für die Umsetzung des Deltaprinzips von entscheidender Bedeutung ist, sollen hier einige wichtige Aspekte der reinen energetischen Bilanzierung, die sich auf den oben erwähnten Tabellen findet, erläutert werden:

- Diese Berechnungen erfassen nicht den sogenannten Nachbrenneffekt, der auch nach der körperlichen Aktivität für eine erhöhte Stoffwechselrate sorgt. Dabei versucht der Körper, die entleerten Glykogenspeicher in den Muskeln und in der Leber wieder aufzufüllen. Dazu hat es der Körper so eilig, dass er zunächst sogar auf die Insulinunterstützung beim Glukosetransport in die Muskelzelle verzichtet. Dieser Vorgang ist abhängig von Art und Umfang der vorausgegangenen Belastung. Zusätzlich zu der energetischen Regeneration müssen noch eventuelle Reparaturarbeiten z.B. an Muskelzellen vorgenommen werden.
- Hormonelle Prozesse führen nach körperlicher Aktivität zu einem verstärkten Fettabbau. Nach einer muskulären Belastung kommt es zu endokrinologischen Prozessen, indem Adrenalin, Noradrenalin oder Wachstumshormone ausgeschüttet werden. Diese aktivieren das Enzym Lipase und tragen so zu einer Energiebereitstellung über die Triglyzeride

und freien Fettsäuren bei. Dieser Vorgang erfordert in der Regel Ausdauerbelastungen. Krafttraining stimuliert eher das Muskelwachstum über die Ausschüttung von katabolen Hormonen.
- ▲ Die Anpassung der kardiovaskulären Leistungsfähigkeit sorgt für eine Leistungssteigerung bei einer gegebenen Herzfrequenz (z.B. bei PWC 120 = Pulse Working Capacity von 120). Dadurch wird bei der gleichen kardialen Belastung ein deutliches Plus an Energie verbrannt.
- ▲ Noch kurz ein Hinweis darauf, was Bewegung nicht leistet. Es gibt keine Übungen, um gezielt, d.h. an bestimmten Stellen, Fett abzubauen. Fett kann nur über die Nahrungsbilanz, das Delta, abgebaut werden. Auch dann wird der Fettverlust nicht automatisch an den sogenannten Problemzonen (Bauch – Beine – Po) auftreten. Die einzige Möglichkeit, hier zu formen, besteht im gezielten Aufbau der Muskulatur.
- ▲ Es scheint aus physiologischen Gründen günstiger zu sein, eine Aktivität zu wählen, die lange genug ausgeübt werden kann; ein Blick auf die METS zeigt dies.
- ▲ Bewegung baut auch keine Fettzellen ab, sondern sie verringern dadurch ihr Volumen.
- ▲ Es gibt auch keine ausgesprochenen Aktivitäten, die zur Gewichtsreduzierung besonders geeignet sind. Studien haben gezeigt, dass sich hinsichtlich der gewichtsreduzierenden Wirkung nicht einmal Ausdauer- und Kräftigungsübungen unterscheiden. Es gibt also keine Sportarten, bei denen Fett besonders gut verbrannt wird. Ebenfalls scheint es zur Gewichtsregulierung nicht wichtig zu sein, ausschließlich länger andauernde Aktivitäten durchzuführen. Das Sammeln von kleineren Bewegungseinheiten („Jeder Schritt zählt!") ist genauso effektiv [Schmidt et al. 2001].
- ▲ Es gibt auch keinen spezifischen Fettverbrennungspuls (s. Kasten).

Die verschiedenen Aspekte sind für die Umsetzung des Deltaprinzips von hoher Bedeutung und werden bei der modularen Umsetzung entsprechend Berücksichtigung finden.

In kaum einem Bereich findet sich ein solch breites Spektrum von Nicht- bis Halbwissen wie beim Thema Fitness und körperliche Aktivität. Dabei verbindet sich bei den oft nur selbst ernannten Experten absolute Selbstsicherheit mit völliger Ahnungslosigkeit und bildet somit einen guten Humus für neue Trends und Wellen. Diese treten mit der gleichen Gesetzmäßigkeit auf wie Ebbe und Flut, brechen mit alten Lehrmeinungen und versprechen sensationelle Effekte.

Der sogenannte Fettverbrennungsplus
Die Fähigkeit, Fettdepots als Energiespeicher anzulegen, gehört zu den genialsten Schachzügen der Evolution. Ohne diese Eigenschaft hätte es unsere Spezies wahrscheinlich gar nicht geschafft, sich so weit zu entwickeln. Indem wir es dabei sogar so weit gebracht haben, dass Übergewicht zu einer globalen Epidemie wurde, haben wir uns selbst in eine evolutionäre Sackgasse manövriert. Kein Wunder, dass dazu auch Ideen entwickelt wurden, die dieses Problem lösen sollen. Zu diesen gehört der sogenannte Fettverbrennungspuls. Eine gute Idee, nur funktioniert sie leider nicht. Deshalb gleich vorweg:
Es gibt keinen Fettverbrennungspuls!
Jede körperliche Aktivität geht mit einer Fettverbrennung (Lipidoxidation) einher, umgekehrt ist körperliche Aktivität der „einzige wissenschaftlich belegte Weg, um die Fettverbrennung zu verbessern [Jeukendrup 2002]. Neben dem Geschlecht (Frauen scheinen einen besseren Fettstoffwechsel zu haben) und anderen Faktoren, wie der genetischen Disposition, spielt vor allem die Belastungsintensität eine Rolle. Dabei steigt der Fettanteil an der Energiebereitstel-

6.3 Energieverbrauch durch körperliche Aktivität

lung mit zunehmender Belastung an, um dann aber allmählich abzufallen. Die Bandbreite dieser fettverbrauchenden Intensität ist aber sehr groß und weist sehr große individuelle Unterschiede auf. So zeigte sich in einer großen Stichprobe, dass die Lipidoxidation von 0,5 g/min bei ca. 65% der maximalen Sauerstoffaufnahme (VO$_2$max.) zwar am höchsten ist, aber bei 75% immer noch 0,42 g/min beträgt. Je besser der Trainingszustand, desto höher ist die Belastung mit der maximalen Fettverbrennung (das sogenannte **Fatmax**). Aus diesen Zahlen wird deutlich, um 250 g Fett zu oxidieren, muss ich mich 8 Stunden belasten.

Obwohl der relative Anteil des Fettstoffwechsels bei Untrainierten zwischen 47% und 52% der maximalen Sauerstoffaufnahme (bei Trainierten zwischen 59% und 64%) relativ am höchsten ist, wird bei steigender Leistung absolut mehr Fett verbrannt. Außerdem zeigen neuere Studien, dass die individuellen Unterschiede beim **Fatmax** sehr groß sind. Einen entscheidenden Einfluss auf die Fettoxidation scheint die Aufnahme von Kohlenhydraten vor der körperlichen Aktivität zu haben. Sie behindert die Fettverbrennung signifikant.

Da die Zusammenhänge komplex sind und einfache Botschaften dem Thema Fettverbrennung nicht gerecht werden, seien hier die wesentlichen Aspekte auf der Grundlage der momentan verfügbaren Evidenz nochmals aufgeführt:

- Bereits während des Grundumsatzes laufen Fettverbrennung und Kohlenhydratverbrennung zur gleichen Zeit ab. Dies bleibt auch während der Zeit der körperlichen Aktivität so.
- Für den Körper ist es energetisch aufwendiger, Fett zu verbrennen, da dafür mehr Sauerstoff gebraucht wird.
- Bei höherer körperlicher Belastung steigt sowohl die Fettverbrennung als auch die Nutzung von Kohlenhydraten. Mit höherer Belastung verschiebt sich die Energiebereitstellung zugunsten der Kohlenhydrate.
- Ein effektiver Fettabbau kann nur dadurch herbeigeführt werden, dass über einen längeren Zeitraum mehr Energie verbraucht wird als zugeführt. Genau dies ist auch der Grundgedanke des Deltaprinzips.

Obwohl der menschliche Körper sehr stark auf den schnellen und intensiven Gebrauch von Glukose angewiesen ist, beträgt der Glukosevorrat lediglich 20 g. Diese liefern Energie für ca. 40 min ohne körperliche Aktivität

Tab. 6.1: Energievorräte im menschlichen Körper (Quelle: www.medbio.info)

Energiestoffe im Körper	Das menschliche Energiedepot			
	Damit ...			
	haben Sie einen Vorrat von (in g)	überleben Sie, bis Sie verhungern	können Sie gehen	können Sie laufen
Fett	9 000–15 000	34 Tage	11 Tage	3 Tage
Glykogen in den Muskeln	350	14 h	5 h	70 min
Glykogen in der Leber	80	3,5 h	70 min	18 min
Glukose im Blut und extrazellulär	20	40 min	15 min	4 min
Proteine im Körper	6 000	15 Tage	5 Tage	1,3 Tage

und für ca. 15 min körperliche Aktivität. Die Tabelle 6.1 zeigt, über welche Vorräte das menschliche Energiedepot verfügt.

Aus dieser Tabelle wird auch deutlich, wie stark körperliche Aktivität den Verbrauch beschleunigt und wie intensiv wir auf die Nutzung verschiedener Energiequellen angewiesen sind.

Literatur

Achten J, Jeukendrup AE, Maximal Fat Oxidation During Exercise. Int J Sports Med (2003), 24, 603–608

Achten J, Jeukendrup AE, Optimizing fat oxidation through exercise and diet. Nutrition (2004), 20, 7/8, 716–27

Ainsworth BE (2002) The Compendium of Physical Activities Tracking Guide. Prevention Research Center, Norman J. Arnold School of Public Health, University of South Carolina

Blair SN, Church TS, The fitness, obesity, and health equation: is physical activity the common denominator? JAMA (2004), 292, 1232–1234

Bouchard C, The magnitude of the energy imbalance in obesity is generally underestimated, Int J Obes (Lond) (2008), 15, Epub ahead of print

Bouchard C, Shephard R (1994) Physical activity, fitness and health: the model and key concepts. In: Bouchard C, Stephens T (eds) Physical activity, fitness and health. International proceedings and consensus statement. Human Kinetics, Champaign, IL, 77–88

Coyle EF, Fat metabolism during exercise. Sports Science Exchange (1995), 8, 6

Coyle EF et al., Low-fat diet alters intramuscular Substrates and reduces lipolysis and fat oxidation during exercise. Am J Physiol Endocrinol Metab (2001), 280, 391–398

Despres JP et al., Effects of aerobic training on fat distribution in male subjects. Medicine and Science in Sports and Exercise (1985), 17, 113–118

Donahue CP et al., Metabolic consequence of dieting and exercise in the treatment of obesity. Journal of Consulting and Clinical Psychology (1984), 52, 827–836

Jeukendrup AE, Regulation of fat metabolism in skeletal muscle. Ann NYAcadSci (2002), 967, 1–19

Katch FI et al., Effects of sit-up exercise training on adipose cell size and adiposity. Research Quarterly for Exercise and Sport (1984), 55, 242–247

Kraemer WJ et al., Endogenous anabolic hormonal and growth factor responses to heavy resistance exercise in males and females. International Journal of Sports Medicine(1991), 12, 228–235

Lee SJ et al., Exercise without weight loss is an effective strategy for obesity reduction in obese individuals with and without Type 2 diabetes. J Appl Physiol (2005), 99, 3, 1220–1225

Marks BL et al., Fat-free mass is maintained in women following a moderate diet and exercise program. Medicine and Science in Sports and Exercise (1995), 27, 1243–1251

Pavlou KN et al., Effects of dieting and exercise on lean body mass, oxygen uptake and strength. Medicine and Science in Sports and Exercise (1985), 17, 466–471

Romijn JA et al., Substrate me tabolism during different exercise intensities in endurance-trained women. J Appl Physiol (2000), 88, 1707–1714

Rosenbaum M et al., Effects of changes in body weight on carbohydrate metabolism, catecholamine excretion, and thyroid function. Am J Clin Nutr (2000), 71, 1421–1432

Ross R et al., Reduction in Obesity and Related Comorbid Conditions after Diet-Induced Weight Loss or Exercise-Induced Weight Loss in Men: A Randomized, Controlled Trial. Ann Intern Med (2000), 133, 2, 92–103

Schmidt W et al., Effects of Long versus Short Bout Exercise on Fitness and Weight Loss in Overweight Females. J Am Coll Nutr (2001), 20, 494–501

Schwarz M (Hrsg.) (2005) Fleisch oder Nudeln. Ernährungsempfehlungen auf Schlingerkurs? University press, Kassel

Sharkey BJ (1990) Physiology of fitness, 3rd ed. Human Kinetics, Champaign, IL

van Loon LJ et al., Wagen makers AJ. The effects of increasing exercise intensity on muscle fuel utilisation in humans. J Physiol (2001), 536, 295–304

Weinsier RL et al., Etiology of obesity: relative contribution of metabolic factors, diet and physical activity. Am J Med (1998), 105, 145–150

Weinsier RL et al., Free-living activity energy expenditure in women successful and unsuccessful at maintaining a normal body weight. Am J Clin Nutr (2002), 75, 499–504

Wyatt HR, Hill JO, Let's get serious about promoting physical activity. Am J Clin Nutr (2002), 75, 3, 449–450

7 Das Deltaprinzip – Grundlagen des modularen Bewegungsprogramms

*Kalorien sind kleine Tiere,
die einem nachts die Kleidung enger nähen!
Gruppe in www.studivz.net*

Das Deltaprinzip ist keine zeitlich limitierte Intervention oder eines der vielen Gewichtsreduzierungsprogramme. Das Deltaprinzip sollte den Übergewichtigen lange, am besten ein Leben lang, begleiten. Dieses Kapitel liefert die Grundlagen, um in Kursangeboten, in ambulanten oder stationären Rehabilitationseinrichtungen den Weg zu einer Lebensführung nach dem Deltaprinzip zu vermitteln. Dazu können die Module in der vorgeschlagenen Art und Weise eingesetzt werden, es ist aber auch möglich, die Reihenfolge zu verändern oder einzelne Module herauszugreifen.

Dazu werden in Kombination mit den trainierenden Inhalten verschiedene Grundprinzipien benutzt, die sich innerhalb etablierter gesundheitspsychologischer Konzepte bewährt haben. Dies mag auf den ersten Blick eklektisch anmuten, jedoch hat sich gezeigt, dass ein solcher mehrfacher Theorietransfer für den Erfolg von Bewegungsprogrammen eine wichtige Voraussetzung darstellt. Übergewicht und Adipositas sind so komplexe Probleme, dass simple Trainingskonzepte nicht ausreichend sind. Bevor auf die Ziele im engeren Sinn und dann im Kapitel 8 auf die eigentlichen Module eingegangen wird, ist es für die verantwortliche Durchführung des Bewegungsprogramms sinnvoll, die wesentlichen Grundlagen der Modulkonstruktion zu klären. Dazu muss die Diskussion einer dominierenden medizinisch-funktionellen Sichtweise mit einer sozialwissenschaftlichen und pädagogisch-psychologischen Perspektive verbunden werden. Abbildung 7.1 zeigt, wie ein solches Zusammenspiel aussehen kann.

7.1 Zielsetzungen des Deltaprinzips

Das übergeordnete Ziel ist die Vermittlung der Fähigkeiten, Fertigkeiten und Kenntnisse, die notwendig sind, um mit Hilfe des Deltaprinzips selbstständig und langfristig das eigene Körpergewicht zu kontrollieren und zu steuern. Daraus ergeben sich die folgenden Teilziele:

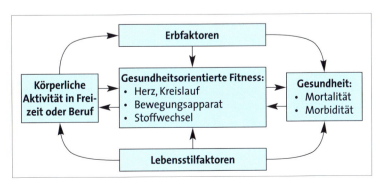

Abb. 7.1: Das Schlüsselkonzept [nach Bouchard, Shephard 1994, 78]

7.1.1 Einleitung und Aufrechterhaltung einer Gewichtsreduzierung durch die Erhöhung des Umfangs der körperlichen Aktivität

Das Deltaprinzip ist geeignet für Gewichtsabnahme und langfristiges Stabilisieren des Gewichts. Trotzdem müssen beide Phasen unterschieden werden. Alle Aktivitäten bauen darauf auf, dass der Teilnehmer den Erfolg, die Wirksamkeit der Intervention, wahrnehmen und diesen auf seine eigenen Aktivitäten zurückführen kann. Dies wirkt motivierend und selbstwertstabilisierend und gibt dem Teilnehmer Schritt für Schritt die Kontrolle über etwas zurück, was für ihn unkontrollierbar erschien: sein Gewicht. Deshalb bildet dieses Ziel das Fundament für alle weiteren Interventionsschritte. Wenn es nicht gelingt, eine für den Teilnehmer akzeptable Gewichtsreduzierung zu initiieren, wird es schwer. Allerdings sollte von Beginn an klar gemacht werden, dass die oft sehr unrealistischen Vorstellungen der Teilnehmer relativiert werden müssen. Einen signifikanten Zugewinn an Gesundheit, der sich auch an messbaren Parametern, wie z.B. Blutdruck, Blutfetten o.Ä. ablesen lässt, stellt sich in aller Regel bei einer Gewichtsreduzierung von ca. 10% ein. Diese 10% sind auch innerhalb des Zeitraums von 6 Monaten realisierbar. Je höher der BMI des Teilnehmers, desto einfacher sind diese 10% zu erreichen, aber desto geringer ist der gesundheitliche Vorteil, der dadurch erreicht wird. 10% von 150 kg sind schneller zu erreichen als 10% von 75 kg. Trotzdem muss berücksichtigt werden, dass gerade bei Menschen mit einem BMI über 35 sehr komplexe Verursachungsmuster für die Adipositas zu finden sind. In dieser Phase sollte konsequent darauf geachtet werden, dass der Kalorienverbrauch durch körperliche Aktivität nicht durch erhöhte Energiezufuhr kompensiert wird. Wie bereits erwähnt, steht zu vermuten, dass dies die Ursache für das Scheitern von verschiedenen bewegungsorientierten Konzepten darstellt. Es muss deshalb klar gemacht werden, dass nur das Energiedefizit für den Gewichtsverlust entscheidend ist. Eine begleitende Reduktion der Energiezufuhr ist selbstverständlich hilfreich, um diese wichtige Phase erfolgreich zu gestalten. Gerade in dieser Phase ist es notwendig, die sinnvolle Balance zwischen Wissen, Handeln und Emotionen zu finden. Eine einfache Gleichung erleichtert das Finden des Verhältnisses zwischen Wissen, Handeln und Emotion: Konkretes Handeln in Form von körperlicher Aktivität vermittelt Emotionen und öffnet den Teilnehmer für den Wissenserwerb. Dieses Wissen verstärkt die Motivation zum Handeln: Es ist also günstig, mit einer möglichst niedrigschwelligen Bewegungsaktivität zu beginnen. Die Aufzählung der Module folgt dieser Logik, da die Vermittlung von Freude an der Bewegung die Voraussetzung zur Schaffung der längerfristigen Motivation für eine Verhaltensänderung hin zu einem aktiven Lebensstil bildet.

7.1.2 Analyse und Überwindung möglicher Nutzerbarrieren zur Erhöhung der körperlichen Aktivität

Man kann davon ausgehen, dass Übergewicht in der Regel nicht bewusst und gezielt herbeigeführt wird. Deshalb gelingt es den Betroffenen nicht, dieses für sie bedeutsame Problem zu lösen. Darum ist es notwendig zu analysieren, welche Nutzerbarrieren für eine ausreichende körperliche Aktivität bestehen und wie diese zu überwinden sind. Dabei ist zu differenzieren zwischen den individuellen Nutzerbarrieren, wie sie typischerweise in Aussagen wie „keine Zeit" oder „keine Lust" zum Ausdruck kommen, und strukturellen Nutzerbarrieren, wie z.B. fehlender Ausrüstung oder vermeintlich fehlenden Sportstätten. In der Regel stehen solche verhaltensbezogenen und kognitiven Hindernisse („Wieso soll ich mich überhaupt bewegen?") im Vordergrund.

Körperliche Aktivität kann man im Gegensatz zur Nahrungsaufnahme aus dem individuellen Lebensstil weitgehend ausblenden und vermeiden. Es ist deshalb zunächst schwieriger, einen Einstieg zu finden, da bisheriges Verhalten nicht einfach umstrukturiert werden muss, sondern oft überhaupt erst das Bewusstsein für die Notwendigkeit der körperlichen Aktivität geschaffen werden muss. Das Verständnis des Deltaprinzips bildet daher die Voraussetzung, um dieses Ziel anzusteuern. Erst wer die Notwendigkeit der körperlichen Aktivität erkannt hat, wird bereit sein, bestehende Nutzerbarrieren zu suchen und zu beseitigen. Ein wichtiges Werkzeug dazu ist das Bewegungstagebuch (auf der CD ⊘). Mit dessen Hilfe können folgende Aspekte überprüft werden (eine genaue Anweisung liefert das entsprechende Modul):

- Wie hoch ist der Gesamtumfang der körperlichen Aktivität?
- Was sind die konkreten Nutzerbarrieren?
- Zu welchen Gelegenheiten lässt sich mehr körperliche Aktivität integrieren?
- Wie hoch ist die Differenz zwischen der tatsächlichen und dem notwendigen Umfang der körperlichen Aktivität?

Die Analyse muss mit einer möglichen Lösungsstrategie verbunden werden. Dabei helfen sowohl geeignete Kommunikationsformen (s. Modul PS 9) als auch die grundsätzliche Anerkennung, dass die Umsetzung des Deltaprinzips eher durch flexible Richtlinien als durch ein extrem starres Regelwerk zu verwirklichen ist. Hierzu sind auch die Module W 2 und W 3 als zentrale Bausteine anzusehen.

7.1.3 Entwicklung einer tragfähigen Umsetzung des Deltaprinzips in den individuellen Lebensstil

Da eine Gewichtsabnahme von vielen Übergewichtigen erreicht wird, es aber nur sehr wenigen gelingt, dieses Gewicht auch langfristig zu halten, betrachten wir wie Cooper, Fairburn und Hawker [2008] diese beiden Phasen auch vor dem Hintergrund des Deltaprinzips unterschiedlich. Der Unterschied liegt einfach darin, dass Gewichtsabnahme ein Delta in Form eines Energiebilanzdefizits erfordert, langfristige Strategien aber kein Delta, sondern ein Energiebilanzgleichgewicht erfordern. Dazu sind die individuellen Präferenzen und Gewohnheiten zu berücksichtigen. Besonders günstig ist hierfür die Zuwendung zu einer freizeitsportlichen Aktivität, die von sich aus durch Spaß oder soziale Unterstützung motivationale Power entwickelt und das Motiv Gewichtsabnahme in den Hintergrund drängt. Nahezu alle Module arbeiten auf diese Zielsetzung hin.

Eine besondere Rolle spielen dabei die Bewegungspyramide und die beigefügte CD-Rom ⊘.

7.1.4 Langfristige und konsequente Integration des Deltaprinzips in den individuellen Lebensstil

Von Jean Piaget stammt das Zitat: „Jeder gute Pädagoge arbeitet an seiner Entbehrlichkeit." Dies kennzeichnet die Perspektive, aus der heraus der Therapeut oder Kursleiter das Ziel der anhaltenden Umstellung des Lebensstils ansteuern soll. Alle Module dienen letztendlich dem Ziel, durch körperliche Aktivität das eigene Gewicht erfolgreich zu kontrollieren und zu steuern. Ein wesentliches Kriterium für die erfolgreiche Nachhaltigkeit und damit die eigentliche Wirksamkeit ist die Integration der steuernden Interventionen in den individuellen Lebensstil. Nur wenn es gelingt, das Deltaprinzip zu einem *unbewussten, weil nahezu automatisierten* Teil des Lebensstils zu machen, ist das Konzept erfolgreich.

Dabei fällt zusätzlich ein ganzes Bündel von positiven gesundheitlichen Effekten der Bewegung ab, welches weit über die Gewichtsregulation hinausgeht. Dies nehmen wir sehr gerne in Kauf.

Im weiteren Verlauf des Kapitels sollen die für das Verständnis der jeweiligen Module notwendigen Modellvorstellungen vermittelt werden. Auf dieser Grundlage kann der Therapeut souveräner mit den einzelnen Vorgaben umgehen und sie an die spezifische Situation, an den spezifischen Patienten anpassen. Dazu wird das didaktische Grundgerüst des Deltaprinzips benutzt. Hier finden sich die dazu notwendige Konzepte, die für einen Kursleiter oder Therapeuten notwendig sind, um eine Umstellung des Lebensstils im Sinn des Deltaprinzips zu ermöglichen.

7.2 Grundregeln und ihre gesundheitspsychologischen Grundlagen

Die Frage nach den Faktoren, die die Aufnahme und Beibehaltung von regelmäßiger körperlicher Aktivität aus gesundheitlichen Gründen steuern, wurde inzwischen zu einer zentralen Frage in den Gesundheitswissenschaften und insbesondere mit gesundheitspsychologischen Arbeiten beantwortet.

Eine Übersicht der verschiedenen Studien zur Analyse der für den Bewegungsbereich relevanten und determinierenden Faktoren [Huber 1999; Huber, Pfeifer 2004] zeigt eine starke Orientierung an den wichtigsten gesundheitspsychologischen Konstrukten. So stützen sich diese Arbeiten auf die „Theory of Reasoned Action"/Theorie der Handlungsveranlassung [Ajzen, Fishbein 1977, 1980; Ajzen 1985] und das Health Belief Modell.

Aus der Perspektive dieser beiden Modelle lassen sich Erfolg versprechende Konsequenzen für die Umsetzung des Deltaprinzips ziehen. Menschen mit Übergewicht und Adipositas werden ihr Bewegungsverhalten nur dann ändern, wenn 3 verschiedene Komponenten zusammenwirken [Schwarzer 1994]:
1. Sie müssen die Gesundheitsbedrohung erkennen, die von ihren Gewichtsproblemen ausgeht.
2. Sie müssen davon überzeugt werden, dass die Erhöhung der körperlichen Aktivität für sie persönlich eine protektive Handlungschance darstellt.
3. Sie müssen die Erhöhung der körperlichen Aktivität als wirksame Maßnahme zur Gewichtsreduzierung und damit auch zur Reduzierung der Gesundheitsrisiken erkennen.

Die in diesen Modellen vereinigten Dimensionen der wahrgenommen Bedrohung, der Schwere der Erkrankung sowie des wahrgenommen Nutzens werden ergänzt durch die Reduzierung der bestehenden Barrieren zur Erhöhung der körperlichen Aktivität und eignen sich in besonderer Weise, um handlungsleitende Faktoren zur Umsetzung des Deltaprinzips abzubilden.

Das Modell der Selbstwirksamkeitserwartung

Dieser Ansatz beruht auf der von Bandura [1986] formulierten Theorie des sozialen Lernens. Bandura geht davon aus, dass Selbstwirksamkeit entweder aufgrund eigener Erfahrung oder aufgrund der Modellwirkung anderer Menschen erlernt werden kann. Die wahrgenommene Selbstwirksamkeit beeinflusst gerade dann das Verhalten von übergewichtigen Menschen, wenn sie vor der Entscheidung stehen, ob sie körperlich aktiv werden sollen. Die wahrgenommene Selbstwirksamkeit ist entscheidend,
- ob eine Person damit beginnt, körperlich aktiv zu werden,

- bei welchem Grad von auftretenden Schwierigkeiten (schlechtes Wetter, keine Lust) aufgegeben wird,
- ob es der Person gelingt, langfristig und regelmäßig den nach dem Deltaprinzip notwendigen Umfang von körperlicher Aktivität beizubehalten.

Im Sinne dieser Theorie ist die Erhöhung der körperlichen Aktivität für Übergewichtige als die Aufgabe zu betrachten, die es zu bewältigen gilt. Dabei ist zu differenzieren zwischen der Selbstwirksamkeitserwartung vor der Handlung („Schaffe ich das überhaupt?") als sehr subjektiv orientierter Komponente und der Erwartung des Handlungsergebnisses („Lohnt es sich für mich?"), welche eher objektiv geprägt ist. Erst die Erwartung, dass durch eigenes Handeln eine dauerhafte Gewichtsreduzierung erzielt werden kann, lässt aus Einsicht und Überzeugung tatsächliches Handeln werden. Die Kompetenzerwartung, die Möglichkeit, Selbstwirksamkeit zu erfahren, spielt in diesem Kontext eine zentrale Rolle.

Ansatz der Kontrollüberzeugungen

In zahlreichen Untersuchungen konnte gezeigt werden, dass die Annahme, selbst für die eigene Gesundheit verantwortlich zu sein, die sogenannte internale Kontrollüberzeugung, die Wahrscheinlichkeit erhöht, dass sich die Menschen gesünder verhalten, da sie sich eben selbst dafür verantwortlich fühlen. Es ist davon auszugehen, dass besonders für Übergewichtige und Adipöse durch die Erhöhung der körperlichen Aktivität die gewichtsbezogene Kontrollüberzeugung optimiert werden kann. Einer solchen Einstellungsänderung im Sinne der schon erwähnten Kompetenzerwartung kommt in Hinblick auf langfristige Bindung an das Deltaprinzip eine Schlüsselfunktion zu. Dazu muss aber zuerst die Einstiegsmotivation geschaffen werden.

Soziale Unterstützung

Die Rolle der sozialen Unterstützung im Zusammenhang mit gesundheitsorientiertem Verhalten ist unbestritten [Huber 2004]. Die ursprüngliche Grundannahme einer grundsätzlich positiven Korrelation in dem Sinne „je mehr soziale Unterstützung, desto besser die Gesundheit" zeigte sich jedoch umso weniger haltbar, je mehr in diesem Bereich geforscht wurde. Es besteht inzwischen Einigkeit darüber, dass gerade für Übergewichtige soziale Unterstützung nur dann als hilfreich empfunden wird, wenn sie hilfreich im Sinne der gewünschten Gewichtsreduzierung ist. Die Motivstruktur auf die Frage nach dem Warum körperlich und sportlich aktiver Menschen zeigt, dass soziale Kontakte ein wesentliches Motiv für die langfristige Bindung sind.

Diese gesundheitspsychologischen Überlegungen haben sich als durchaus tragfähig für die konzeptionelle Entwicklung von Bewegungsprogrammen erwiesen [Huber 1999, 2004]. Auch für das Deltaprinzipprogramm führt es zu folgenden Grundregeln, die für nahezu alle Module das didaktische Grundgerüst bilden. In den einzelnen Modulen finden sich dazu die methodischen Hinweise:

- Vermittle Wissen über die potenzielle Gesundheitsbedrohung, die von den Gewichtsproblemen ausgehen.
- Vermittle die Überzeugung, dass die Erhöhung der körperlichen Aktivität für sie persönlich eine protektive Handlungschance darstellt.
- Vermittle die Erkenntnis, dass die Erhöhung der körperlichen Aktivität das wirksame Mittel zur Gewichtsreduzierung und damit auch zur Reduzierung der Gesundheitsrisiken darstellt.
- Vermittle Selbstwirksamkeit, sodass der Übergewichtige von der Wirksamkeit und der Machbarkeit des Programmes überzeugt ist.
- Vermittle die Einstellung, dass die Gewichtskontrolle nur internal, das heißt

- von der Person selber durchgeführt und verantwortet werden muss.
- ◢ Vermittle die Art von sozialer Unterstützung, die von dem Übergewichtigen als hilfreich empfunden wird.

Salutogenese und Deltaprinzip

Eine besondere Stellung innerhalb der gesundheitspsychologischen Modelle nimmt der Ansatz der Salutogenese ein. Dieser von dem israelischen Medizinsoziologen Antonovsky begründete Ansatz beschäftigt sich mit der Frage, wie trotz vieler krankmachender Umgebungsvariablen ein möglichst hohes Maß an Gesundheit entstehen kann. Damit wird die klassische pathogenetische Perspektive der Medizin (Wie entsteht Krankheit?) ergänzt und erweitert. Antonovsky vergleicht das Leben mit dem Schwimmen in einem Fluss, der unaufhaltsam einem Wasserfall, dem Tode zustrebt. Die Aufgabe besteht darin, möglichst lang den unvermeidbaren Hindernissen und Strudeln des Lebens zu widerstehen. „Lerne schwimmen im Fluss des Lebens" lautet die Aufgabe. Dies gelingt durch individuelle Ressourcen, die es zu aktivieren gilt. Dazu bedarf es des Kohärenzsinnes. Damit meint Antonovsky ein umfassendes persönlichkeitsspezifisches Konstrukt, welches eine Sichtweise charakterisiert, die Antonovsky [1987, 1974] mit dem deutschen Wort **Weltanschauung** beschreibt. Diese setzt sich aus drei 3 Komponenten zusammen:

Verstehbarkeit:
Damit ist das umfassende Gefühl gemeint, subjektiv bedeutsame Dinge zu verstehen.

Bedeutsamkeit:
Darunter versteht Antonovsky die Sinnhaftigkeit des Lebens und der subjektiv bedeutsamen Lebensumstände.

Handhabbarkeit:
Dies beschreibt die Tatsache, dass eine Person über Handlungsmöglichkeiten verfügt, um individuelle Probleme zu bewältigen und Schwierigkeiten zu überwinden.

Ohne das Modell der Salutogenese allzu sehr zu strapazieren, lassen sich doch Analogien zu dem vorgestellten operationalen Konzept finden. So vermittelt sich die Verstehbarkeit über Wissen, die Handhabbarkeit über das konkrete Handeln und die Bedeutsamkeit über die psychosoziale Komponente.

In diesem Sinne ist das Deltaprinzip als ein ausgesprochen salutogenetischer Ansatz zu betrachten. Es ist das Ziel des Programms:
1. Den Teilnehmern die notwendigen Ressourcen zu liefern.
2. Den Kohärenzsinn so weit zu stärken, dass diese Ressourcen auch genutzt werden können.

Wie vollzieht sich die Verbindung zwischen den genannten Grundregeln und der Durchführung der Bewegungsaktivitäten? Dies wird genauer in den Modulen vorgestellt. Zuvor ist es jedoch notwendig, eine weitere Strukturierungshilfe einzuführen. Jede körperliche Aktivität, die als Intervention mit gesundheitlichen Zielen geplant und durchgeführt wird, lässt sich in drei „Wirkdimensionen" aufteilen [Huber 2004] (s. Abb. 7.2).

Die funktionelle Dimension stützt sich auf das (Bewegungs-)Handeln, die pädagogische Dimension auf die Vermittlung von Wissen und die psychosoziale Dimension auf die damit verbundenen Emotionen.

Daraus ergibt sich die Interaktion von **Wissen, Handeln und Emotion**, die innerhalb der jeweiligen Module zu konkretisieren ist.

Abb. 7.2: Die Wirkdimensionen der Bewegungstherapie

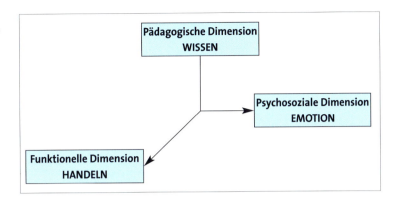

7.3 Wissen

Eine der wichtigsten Gesundheitsressourcen, auch im Ansatz der Salutogenese, ist das spezifische Wissen, über welches ein Mensch bezüglich der Problematik, hier Übergewicht und Adipositas, verfügt. Auch vor dem Hintergrund der anderen Modelle ist die Wissensvermittlung eine wichtige Komponente. Für das Verständnis des Deltaprinzips sind verschiedene Wissensbestände notwendig. Deshalb scheint es sinnvoll, der Wissensvermittlung einen besonderen Stellenwert einzuräumen. Häufig wird in gesundheitsorientierten Bewegungsprogrammen davon ausgegangen, dass Wissen entweder schon vorhanden oder implizit, quasi von alleine über die Bewegungsaktivität vermittelt wird. Betrachtet man Wissen als „die Gesamtheit der Kenntnisse und Fähigkeiten, die Individuen zur Lösung von Problemen einsetzen" [Probst, Raub, Romhardt 1999], so wird deutlich, dass gerade übergewichtige Menschen sehr häufig weder über die Kenntnisse noch über die Fertigkeiten verfügen, um ihr Gewichtsproblem zu lösen. Die Basis des Wissens sind auch in diesem Fall Daten und Informationen. Es ist geradezu typisch für Kommunikationssituationen im medizinischen Kontext, dass Daten oder höchstens Informationen weitergegeben werden, in der Hoffnung, daraus würde sich beim Patienten das individuelle Wissen quasi von selbst konstruieren. So erhält ein Betroffener die Daten: Ihr Gewicht beträgt 105 kg, Ihr Body-Mass-Index beträgt 34. Diese Datenübertragung wird erst durch die ergänzende Mitteilung „Sie sind übergewichtig" zu einer Information. Bis daraus nutzbares Wissen entsteht, welches eine tragfähige Grundlage für langfristige und wirksame Veränderungen bietet, sind noch einige Schritte notwendig.

Das Zusammenspiel zeigt die Abbildung 7.3.

Wissen stützt sich fast immer auf Daten und Informationen. Während diese jedoch neutral sind, ist das Wissen in der Regel an die Person gebunden. Die Aufgabe besteht darin, aus Daten über Informationen und körperliche Aktivität Wissen entstehen zu lassen, welches geeignet ist, eine gewichtssteuernde Verhaltensänderung einzuleiten und aufrechtzuerhalten.

Daten sind ohne Kontext nicht zu verstehen und nahezu beziehungslos. Bedeutung erhalten sie erst, wenn sie zueinander und zu weiteren Daten in Beziehung gesetzt werden. Daraus werden dann **Informationen**. Diese stellen ein erstes Verständnis der Beziehungen zwischen den Daten her, geben aber keinen Hinweis darauf, wie sich diese über die Zeit entwickeln. Information ist statisch in Raum und stark abhängig vom Kontext. Informationen geben meist definitorische Auskunft über **was, wo, wann und wer**.

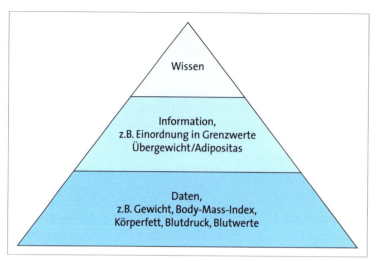

Abb. 7.3: Über Daten und Informationen zum Wissen

Wissen (knowledge) beruht darauf, die Informationsmuster und Strukturen zu verstehen, die hinter den Informationen verborgen sind. Dazu gehört auch die Einschätzung der persönlichen Bedeutung (Warum ist das für mich wichtig?). Wissen ist die Antwort auf die Frage nach dem **Wie**, umfasst also Strategien, Praxis und Methoden. Da es auch zeitliche Abläufe erfasst und in gewissem Maße ganzheitlich ist, erlaubt es auch gewisse Voraussagen. Die erweiterte Form des Wissens, die **Weisheit**, erkennt ihrerseits die Muster des Wissens. Sie analysiert Strukturen, findet überdauernde Wahrheiten, fundamentale Prinzipien, Einsichten und Moral.

Aus dieser Perspektive wird deutlich, dass in der Ansprache von übergewichtigen Menschen sehr häufig gerade die Wissensvermittlung ungenügend ist. Es wird von einer Art Automatismus ausgegangen, der bei den Teilnehmern von Programmen aus der Vermittlung von Daten und Informationen Wissen entstehen lässt, welches individuell verwertbar ist. In vielen anderen Bereichen ist der Einsatz geeigneter Methoden zur Wissensvermittlung selbstverständlich, im Sektor der Gesundheitsversorgung ist dies trotz einiger vielversprechender Ansätze (z.B. in der Patientenbeteiligung bei „shared decision making") noch nicht die Regel. Für die langfristige Veränderung von Überzeugungen und Einstellungen ist jedoch die Vermittlung oder besser die Herstellung von Wissen eine entscheidende Grundlage.

Eine weitere Unterscheidung trifft die Wissenschaft des Wissens zwischen dem **Effektwissen** und dem **Handlungswissen**. Diese Differenzierung ist gerade für die gesundheitsbezogene Kommunikation und das Deltaprinzip von großer Bedeutung. So kann man Handlungswissen teilweise mit dem sportwissenschaftlichen Begriff der Fertigkeiten gleichsetzen. Der Erwerb von Handlungswissen ist in der Regel mit konkreter körperlicher Erfahrung, Übung und Training zu verbinden. Körperliche und sportliche Aktivitäten sind diesem Bereich zuzuordnen [Jarz 1997]. Während sich das Handlungswissen durch „Gewusst wie!" charakterisieren lässt, kennzeichnet das Effektwissen die Ergebniskomponente. Gerade die ungünstige Kombination aus fehlendem Handlungswissen und fehlendem Effektwissen sind die fruchtbare Grundlage für körperliche Inaktivität. Wer nicht weiß, wie er etwas tun soll, und auch den möglichen Effekt der Handlung nicht kennt, wird sich auch nicht bewegen.

Reine Trainingsprogramme ohne geeignete Wissensvermittlung sind deshalb zum Scheitern verurteilt. Dies gilt besonders für Bewegungsprogramme, da hier eine wechselseitig bedingte Verstärkung von Effektwissen und Handlungswissen stattfindet. Über das Handeln, die körperliche Aktivität, wird Effektwissen erworben, welches weitere Handlungen wahrscheinlich macht.

In den im weiteren Verlauf vorgestellten Modulen finden sich Anregungen und Hinweise, wie die Wissensvermittlung durchgeführt werden kann. Dies folgt einer übergeordneten Struktur, die wie folgt aussieht:

1. Wissensidentifikation
Es muss zunächst festgestellt werden, was die Gruppe oder die Einzelperson bereits weiß, um die Aspekte anzusprechen, die als besonders relevant für die Gewichtsregulation angesehen werden müssen. Dies ist deshalb wichtig, weil zu diesem Thema Halbwissen, falsches Wissen und richtiges Wissen häufig eine unglückselige Verbindung eingehen.

2. Wissensvermittlung
Für diesen komplexen Vorgang gibt es zahlreiche Vorgaben aus der Pädagogik und der Psychologie. Notwendig ist hier der Hinweis, dass der Kursleiter sich selbst zunächst die notwendigen Wissensbestände aneignen muss, um dann über geeignete Methoden zur Vermittlung entscheiden zu können.

3. Wissensbewertung
Es ist notwendig, mit den Teilnehmern gemeinsam darüber zu befinden, ob die Wissensvermittlung gelungen ist und ob das vermittelte Wissen konkret in Handlungen umgesetzt werden konnte. Die Erkenntnisse fließen wiederum in eine revidierte Wissensidentifikation und Wissensvermittlung ein.

Welches Wissen soll vermittelt werden?
Trotz der Einfachheit des Deltaprinzips ist es notwendig, dass jeder Teilnehmer Wissen zu den Grundlagen von Energieaufnahme und Energieverbrauch besitzt. Dies lässt sich in drei Bereiche gliedern:

- Kennzahlen der Energieaufnahme
  - Energiebedarf
  - Bedeutung der einzelnen Energieträger
  - Energiedichte der bevorzugten und ausgewählten Nahrungsmittel und Getränke
  - Zusammensetzung dieser Nahrungsmittel
  - Mögliche Ernährungsalternativen
  - Wissen um das eigene Ernährungsverhalten
- Kennzahlen des Energieverbrauchs
  - Bedeutung der Bewegung für die Energiebilanz

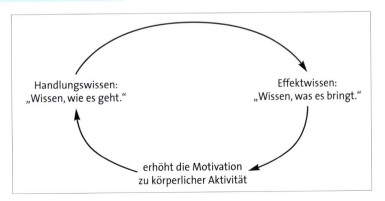

Abb. 7.4: Wechselseitige Verstärkung von Effektwissen und Handlungswissen

- Bedeutung von Art und Intensität der Bewegung
- Bedeutung der körperlichen Inaktivität
- Energieverbrauch bei ausgewählten Aktivitäten
- Einflussfaktoren des Energieverbrauchs
- Bedeutung der Muskulatur für den Grundumsatz
▶ Regulationsmechanismen
  - Energiebereitstellung bei körperlicher Aktivität
  - Steuerung des Sättigungsgefühls
  - Differenzierung von körperlicher Aktivität und Sport

Die Vermittlung dieser Wissensbereiche verteilt sich über die einzelnen Module und Einheiten. Auf der beigefügten CD ⊘ finden sich Hilfen und Materialien zu den angesprochen Themenkomplexen.

7.4 Handeln

Eine der wesentlichen Stärken von bewegungsbezogenen Gesundheitsprogrammen liegt im konkreten Tun. Diese Verbindung von körperlicher Aktivität, dabei vermittelten Erlebnissen, Eindrücken und Erfahrungen macht das besondere Potenzial von solchen Angeboten aus. Es reicht auch weit über die physiologischen Effekte der körperlichen Anpassung hinaus, die für die Legitimation von Bewegungsprogrammen eine herausgehobene Stellung haben. Im weiteren Verlauf ist mit Handeln meist die eigentliche körperliche Aktivität gemeint.

Es liegen zahlreiche Studien vor, die die Veränderungen des individuellen Verhaltens in Richtung auf ein gesundheitsorientiertes Handeln analysieren und beschreiben. Diese orientieren sich sehr häufig am transtheoretischen Modell von Prochaska [Prochaska et al. 1992, 1993]. Das transtheoretische Modell (TTM) wurde ursprünglich zur Raucherentwöhnung entwickelt, stellt aber eine geeignete Orientierungshilfe dar, wenn die zeitliche Abfolge auf dem Weg zum konkreten Handeln betrachtet werden soll.

Dabei gehen die Autoren davon aus, dass komplexe Entscheidungen, wie die zu einem veränderten Gesundheitsverhalten, in einer zeitlichen Perspektive zu betrachten sind. Diese Verhaltensänderungen lassen sich typischerweise in verschiedene Stadien unterteilen.

Die Tabelle 7.1 zeigt diese am Beispiel der Aufnahme von körperlicher Aktivität zur Gewichtsregulierung.

Beim TTM handelt es sich um das wichtigste Modell, um Veränderungen im Gesundheitsverhalten zu beschreiben. Besonders relevant ist das Modell dann, wenn dem Teilnehmer eine differenzierte Unterstützung in Abhängigkeit vom jeweiligen Stadium ge-

Tab. 7.1: Phase der Verhaltensänderung nach dem transtheoretischen Modell

Präkontemplation	Kein Gedanke an Verhaltensänderung	„Ich fühle mich wohl, ich möchte nichts verändern!"
Kontemplation	Überlegungen zu einer Verhaltensänderung	„Ganz ehrlich, manchmal stört mich mein Gewicht schon."
Vorbereitung	Konkrete Pläne zur Verhaltensänderung	„Ich habe entschieden, ich werde mich mehr bewegen und auf meine Ernährung achten."
Handlung	Aktive, bewusste und entschiedene Änderung des Verhaltens	„Ich bewege mich mehr und regelmäßig, achte auf meine Ernährung und habe mein Gewicht reduziert."
Aufrechterhaltung	Stabiles Beibehalten des positiven Verhaltens	„Ich habe keine Gewichtsprobleme."

7.5 Bewegungspyramide

geben werden kann. Das TTM bietet die Möglichkeit, Übergewichtige und Adipöse auf ihrer jeweiligen Motivationsstufe abzuholen und so ein Programm mit hoher Passung anzubieten. Es liegen zahlreiche Untersuchungen vor, die die Tragfähigkeit des TTM untersucht haben. Dabei zeigt sich, dass gesundheitsbezogene Interventionen, die sich an den Stufen des TTM orientieren, erfolgreicher sind. So gibt es Studien zum Rauchverhalten [Andersen, Keller 2002], zur Zahngesundheit [Astroth et al. 2002], zu rückengesundem Verhalten [Keller 1999], zur Krebsvorsorge [Spencer, Pagell, Adams 2005] usw. Besonderes Augenmerk verdient dabei der Aspekt der „decisional balance": der Entscheidungsbalance. Um dem Teilnehmer hier Hilfe anzubieten, benötigen wir eine möglichst punktgenaue Intervention. Diese muss eventuell erst noch entwickelt oder optimiert werden. Es wird aus den Studien auch deutlich, dass es durchaus möglich ist, auch Übergewichtige, die noch keine Verhaltensänderung (Präkontemplation) beabsichtigen, erfolgreich anzusprechen. Mit Hilfe dieses Vorgehens können die eigenen Vorstellungen und Ziele des Teilnehmers erfasst und zur Grundlage der Intervention gemacht werden.

Das System der von verschiedenen Fachgesellschaften veröffentlichten Ernährungspyramiden ist den meisten Menschen vertraut, die sich mit dem Thema Ernährung auseinandersetzen. Darin finden sich pyramidenförmig nach der empfohlenen Häufigkeit des Verzehrs aufsteigend angeordnet verschiedene Lebensmittelgruppen. Zwar ist die jeweilige Zuordnung ein äußerst beliebter Konfliktstoff zwischen den Vertretern unterschiedlicher Ernährungsschulen (z.B. Low-Carb gegen Low-Fat), trotzdem hat sich die eigentliche Grundidee als gutes methodisches Hilfsmittel bewährt. Wir haben sie deshalb aufgegriffen und eine entsprechende Bewegungspyramide konzipiert (s. Abb. 7.5). In der untersten Ebene finden sich Alltagsaktivitäten, die möglichst täglich durchgeführt werden sollten. Die Ebene darüber erfordert in der Regel, dass eine sportliche Aktivität durchgeführt wird, für die auch ein Zeitfenster einzuplanen ist. Die gymnastischen Elemente zur Muskelpflege können auch gut zuhause durchgeführt werden. Die Spitze der Pyramide ist durch einen erhobenen Zeigefinger markiert und warnt vor einem Übermaß an passiver Zeitverwendung.

Abb. 7.5: Bewegungspyramide

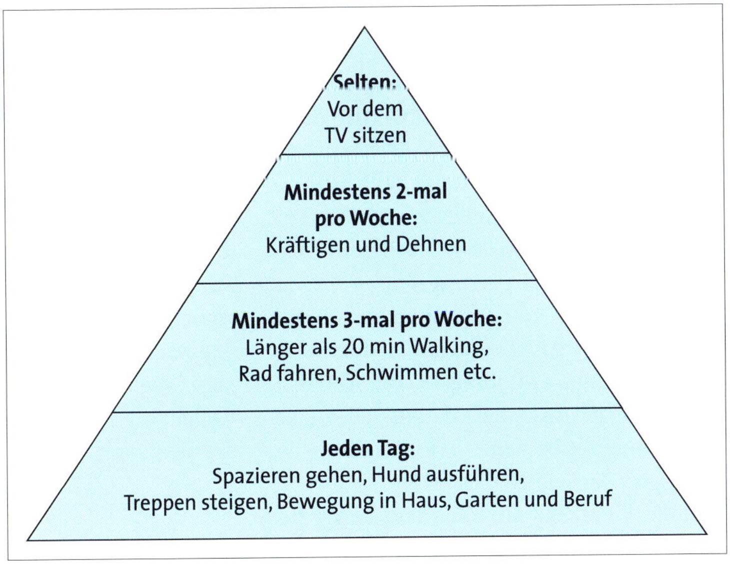

Selten:
Vor dem TV sitzen

Mindestens 2-mal pro Woche:
Kräftigen und Dehnen

Mindestens 3-mal pro Woche:
Länger als 20 min Walking, Rad fahren, Schwimmen etc.

Jeden Tag:
Spazieren gehen, Hund ausführen, Treppen steigen, Bewegung in Haus, Garten und Beruf

7.6 Psychosoziale Aspekte und Emotion

Eines der Probleme, die im Zusammenhang mit einer Erhöhung der körperlichen Aktivität auftauchen, ist das der fehlenden Motivation. Motive bestimmen die Richtung und die Intensität unseres Handelns. Bei Übergewichtigen scheint entweder die Richtung und/oder die Intensität des (Bewegungs-)Handelns nicht ausgeprägt genug zu sein. Es soll an dieser Stelle keine Übersicht zu den motivationspsychologischen Grundlagen geliefert werden.

Hilfreich für die Modulplanung ist aber in jedem Fall das Erwartung-mal-Wert-Modell. Nach diesem auf Atkinson [1964] zurückgehenden Ansatz ist die Wahrscheinlichkeit, dass ein bestimmtes Verhalten gezeigt wird, davon abhängig, wie eine Person den Wert dieses Verhaltens emotional oder kognitiv einschätzt *und* wie stark die Erwartung ist, dass das Verhalten ein erwünschtes Resultat zeitigt: **Stärke der Motivation = Wert x Erwartung**.

Konsequenterweise wird die Motivation dann gleich null (oder sehr gering) sein, wenn einer der Faktoren null oder sehr gering ist. Die motivationalen Probleme übergewichtiger Menschen sind wahrscheinlich nicht auf fehlende Wertschätzung zurückzuführen, sondern viel eher auf die geringe Erwartungshaltung, die oft genährt wird durch ungünstige Erfahrungen im Bewegungsbereich. Diese können teilweise sehr weit zurückliegen (z.B. Misserfolgserlebnisse im Schulsport), trotzdem aber noch sehr stark nachwirken.

Unschwer erkennbar ist auch die inhaltliche Nähe dieser Überlegungen zu den weiter oben genannten Grundregeln. Die Antizipation einer gewünschten Wirkung des eigenen Handelns ist eine Basisannahme des Konzeptes der Selbstwirksamkeit.

Eine wichtige Rolle innerhalb dieses Prozesses spielt sicher die Tatsache, dass gesundheitsbezogene Handlungen und insbesondere körperliche Aktivität in der Regel von Übergewichtigen als aversive Reize empfunden werden, die mit Mühsal, unangenehmen Empfindungen und einem Verlust an Lebensqualität verbunden werden.

Dies gilt auch für Empfehlungen zur Ernährungsumstellung. In weiterer Folge wird die Aufnahme körperlicher Aktivität auch mit Verzicht und Verlust an Lebensqualität gleichgesetzt. Die zu starke Betonung der gesundheitlichen Effekte der körperlichen Aktivität in der Außenkommunikation scheint eine gegenteilige Wirkung zu erzielen. Körperliche und insbesondere sportliche Aktivitäten bieten aber zahlreiche andere positive Effekte, wie z.B. soziale Kontakte, neue Körpererfahrungen, Spaß usw., deren Rolle als wichtige motivationale Faktoren in vielen Studien [u.a. Huber 2004] gezeigt werden konnte. Die Tatsache, dass gerade bei Übergewichtigen körperliche Aktivität, insbesondere sportliche Aktivität, noch häufig als aversiver Reiz empfunden wird, verweist auf zwei Probleme:

▲ Entweder sind die angebotenen Bewegungs- und Sportprogramme noch so konzipiert, dass sie vom Teilnehmer als aversiv erlebt werden, oder
▲ es ist noch nicht ausreichend gelungen zu vermitteln, dass auch gesundheitsorientierte Bewegungsangebote Spaß bereiten und in angenehmer Weise erlebt werden können.

Eine alte lerntheoretische Weisheit besagt, dass die Wahrscheinlichkeit, dass eine Handlung wiederholt wird, steigt, wenn diese angenehm erlebt wird. Die folgenden Module bieten Hinweise und Vorschläge, wie über den Weg zu mehr Bewegung ein veränderter Lebensstil nach dem Deltaprinzip erreicht werden kann.

7.7 Ergänzende Strategien zur Verbesserung der Nachhaltigkeit: der 6-V-Ansatz

Das Problem ungenügender Bindung und Compliance stellt ein zentrales Problem für alle therapeutischen Bewegungsprogramme dar. Trotz didaktisch-methodisch aufwendiger Gestaltung liegt die Rate der Drop-outs in vielen Programmen noch relativ hoch [Haynes et al. 2002]. Dies gilt sowohl für Pharmakomedikation als auch für andere Therapieregime, die die Mitwirkung des Patienten erfordern und deshalb in besonderem Maß für eine bewegungstherapeutische Intervention. Hinweise zur didaktisch-methodischen Umsetzung sind hier alleine nicht ausreichend, deshalb sollten die folgenden ergänzenden Strategien entsprechend beachtet werden.

Das Problem der mangelnden Akzeptanz und Befolgung von therapeutischen Vorgaben hat zwar eine nahezu universelle Bedeutung. Trotzdem gibt es bis jetzt wenig geeignete Strategien, um diesem Problem zu begegnen.

In einer zusammenfassenden Übersichtsarbeit haben Atreja, Bellam und Levy [2005] deshalb versucht, diesen Mangel abzuhelfen, indem sie auf der Grundlage der vorliegenden Arbeiten eine möglichst einfach zu befolgende Strategie entwickelten. Dies wurde modifiziert und transferiert [Huber 2004].

Dieser Ansatz ist auch für die Umsetzung des Deltaprinzips als **6-V-Strategie** geeignet. Dazu sollten die in Tabelle 7.2 zusammengestellten Vorgaben beachtet werden.

Es ist davon auszugehen, dass sich körperliche und psychosoziale Wirkmechanismen gegenseitig verstärken (s. Abb. 7.6).

7.8 Modulares Bewegungsprogramm

Die Integration der vielfältigen Aspekte legt die Entwicklung eines modularen Programms nahe; dieses Vorgehen hat sich sowohl für die Entwicklung von Bewegungskonzepten von Pfeifer [2007] als auch für den Bereich psychotherapeutischer Behandlungsstrategien der Adipositas [Cooper, Fairburn, Hawker 2008] als sinnvoll erwiesen. Der Modulbegriff bedeutet nichts Anderes

Tab. 7.2: Die Umsetzung der 6-V-Strategie

Strategien	Umsetzung innerhalb des Bewegungsprogramms
Vereinfache die Behandlungsbedingungen	Trainingszeiten und Trainingsumfang sollten an die spezifischen Bedürfnisse und Lebensbedingungen des Patienten angepasst werden. Es sollten unterstützende Methoden (Telefonanrufe) eingesetzt werden.
Vermittle für die Bewegungstherapie relevantes Wissen	Dazu sollten alle Vermittlungsformen (verbal, visuell, z.B. Informationsblätter) benutzt werden.
Verändere die Einstellungen des Patienten	Mögliche hinderliche Einstellungen oder Nutzerbarrieren müssen erkannt werden. Adäquate Verstärkungsmaßnahmen sollen eingesetzt werden.
Verbessere die Interaktion mit den Patienten	Aktives Zuhören sollte mit klaren und eindeutigen Botschaften verbunden werden. Der Patient sollte in relevante Entscheidungen einbezogen werden. Der Kontakt zum Patienten sollte über Telefon oder E-Mail aufrecht erhalten werden.
Berücksichtige die Verhältnisse des Lebensstils	Inhalte und die Vermittlung von Informationen müssen an die besonderen Bedingungen des Patienten angepasst werden.
Evaluiere die Compliance des Patienten	Die Mitwirkung des Patienten muss durch geeignete Assessmentverfahren kontrolliert werden (z.B. Bewegungstagebuch auf der CD-Rom ⊘).

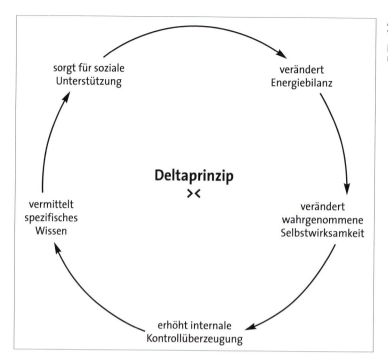

Abb. 7.6: Gegenseitige Verstärkung von bio-psychosozialen Wirkmechanismen

als ein Element oder ein Baustein eines größeren und zusammenhängenden Systems. Er und damit die Module sind sehr plastisch, da sie individuell modifizierbar sind.

> Vor dem Hintergrund des Deltaprinzips bezeichnet Modul ein abgeschlossenes methodisches Element, aus welchem der Kursleiter die einzelnen Übungseinheiten entsprechend den Zielvorgaben zusammenstellt. Das Ordnungsprinzip der Module ist durch die Überschriften Wissen – Handeln – Emotion (psychosoziale Ziele) gekennzeichnet.

Das Bewegungsprogramm lässt sich mit geeigneten Ernährungsprogrammen hervorragend kombinieren und eignet sich für folgende Zielgruppen:
- Patienten mit entsprechender Symptomatik in der stationären Rehabilitation
- Patienten mit entsprechender Symptomatik in der ambulanten Rehabilitation
- Teilnehmer an Präventionsprogrammen nach § 20 SGB V
- Teilnehmer für Programme im Rahmen des betrieblichen Gesundheitsmanagements
- Teilnehmer an Gewichtsreduzierungsprogrammen in verschiedenen Settings

Darüber hinaus eignet sich das Deltaprinzip als Grundlage für jede Art von Intervention, die eine Gewichtsreduzierung oder Gewichtskontrolle zum Ziel hat.

Kontraindikationen

Das Programm eignet sich weniger für Menschen ohne bestehendes Übergewicht (BMI > 27). Bei bereits vorhandenen massiven schmerzhaften Problemen am Bewegungsapparat, wie z.B. degenerativen, arthrotischen Veränderungen an Hüfte, Knie oder Sprunggelenk sollten die Teilnehmer ihren Arzt befragen. Ebenfalls sollten alle Teilnehmer mit deutlichem Bluthochdruck (RR diastolisch > 100, RR systolisch > 160), Diabetes, Fettstoffwechselstörungen und Durchblutungsstörungen vorher ihren Arzt befragen, obwohl diese Krankheiten eine deutliche Indikation für das Angebot darstellen. Der besondere Charakter des Programms erfordert es, dass bereits im Vorfeld der Durchführung einige Aspekte beachtet werden sollen. Die spezifischen Zielgruppen des Programms zum Deltaprinzip sollten in der Beschreibung besonders angesprochen werden. Es sollte klar vermittelt werden, dass eine Veränderung des Ungleichgewichts von Kalorienaufnahme und Kalorienabbau die Voraussetzung für Gewichtskontrolle und Gewichtsabnahme darstellt. Unrealistische Vorstellungen über vermutete Abnahmewunder durch Bewegung sollten relativiert werden. Die Teilnehmer werden am Ende des Kurses keine allzu große Gewichtsreduktion aufweisen. Aber sie werden dann wissen, dass Veränderungen der Körperkomposition entscheidend sind, und sie werden wissen, wie sie langfristig ihr Gewicht vernünftig und eigenständig kontrollieren.

Anforderungen an Räumlichkeiten und Geräte
Die Durchführung des Kurses erfolgt in der Regel in einer Sporthalle oder hilfsweise in einem Gymnastikraum mit dern üblichen Geräteausstattung. Der Kursleiter benötigt eine Stoppuhr. Wünschenswert sind darüber hinaus Pulsuhren und Geräte zur Feststellung des Körperfettanteils, respektive der fettfreien Körpermasse (Bioimpedanzmethode).

Anforderungen an Kursleiter
Der Kursleiter muss den Anforderungen der Leitlinien für Präventionsangebote nach § 20 SGB V der Krankenkassen genügen. Es sollten zusätzliche ernährungswissenschaftliche Kenntnisse vorhanden sein.

Abbildung 7.7 zeigt den modularen Aufbau der Intervention, der über die Vermittlung von Wissen, das Initiieren von zielorientiertem Handeln und die Beachtung psychosozialer, vor allem emotionaler Aspekte zum Deltaprinzip führen soll.

7.9 Konstruktionsprinzipien: Wie baue ich die Module zusammen?

Der Modulbegriff beinhaltet die Idee einer mehrfachen Verwendbarkeit und gilt als Baustein eines übergeordneten Systems. Dies gilt auch für die im Folgenden vorgestellten Module. Eine erste Orientierung bietet die Nummerierung, die in etwa die sinnvolle Reihenfolge abbildet. Weitere Vorschriften oder Hinweise sollen hier nicht gegeben werden, da die spezifische Situation sowie die

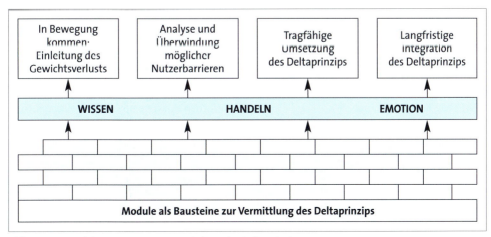

Abb. 7.7: Das modulare Konzept zur Vermittlung des Deltaprinzips

Kompetenz des Kursleiters ausreichende Bauanleitungen für die sinnvolle Kombination der Module bilden.

Eine Übungseinheit sollte idealtypisch aus jedem Bereich ein Modul enthalten. Dies lässt sich nicht immer umsetzen. Sie finden bei den Modulen jeweils Angaben darüber, mit welchen anderen Modulen eine Verbindung notwendig oder sinnvoll erscheint. Es ist durchaus möglich, ein Modul mehrfach anzubieten oder zu vertiefen. Ausgerichtet sind die Module auf eine Intervention von insgesamt 12 Stunden oder Übungseinheiten. Es finden sich insgesamt 36 Module mit einem ungefähren Zeitaufwand von 20 min. Dadurch kann das Programm umgesetzt werden im Rahmen von:

- Kursangeboten der Krankenkassen nach § 20 SGB V
- ambulanten Rehabilitationsprogrammen
- stationären Rehabilitationsprogrammen
- gesundheitsorientierten Fitnessstudios
- sonstigen Kursangeboten

Literatur

Adams J, White M, Are activity promotion interventions based on the transtheoretical model effective? A critical review. Br J Sports Med (England) (2003), 37, 2, 106–114

Andersen S, Keller C, Examination of the transtheoretical model in current smokers. West J Nurs Res (United States) (2002), 24, 3, 282–294

Antonovsky A (1987) Unraveling the mystery of health. Jossey-Bass, San Francisco

Antonovsky (1974) Health, stress and coping. Jossey-Bass, San Francisco

Ajzen I (1985) From intentions to actions: A theory of planned behavior. In: Kuhl J, Beckmann J (eds) Action control: from cognition to behavior, 11–39. Springer, Heidelberg

Ajzen I, Fishbein M (1980) Understanding Attitudes and Predicting Social Behavior. Prentice Hall, Englewood Cliffs, N.J.

Ajzen I, Fishbein M, Attitude – behavior relations: a theoretical analysis and review of empirical research. Psychological Bulletin (1977), 84, 888–918

Astroth DB et al., The transtheoretical model: an approach to behavioral change. J Dent Hyg (United States), (2002), 76, 4, 286–295

Atkinson JW (1964) An introduction to motivation. Van Nostrand, New York

Atkinson JW (1975) Einführung in die Motivationsforschung. Klett, Stuttgart

Atreja A, Bellam N, Levy SR, Strategies to Enhance Patient Adherence: Making It Simple. MedGenMed (2005), 16, 7 (1), 4. Published online 2005, March 15.

Bandura A (1986) Social foundations of thought and action. Prentice Hall, Englewood Cliffs, N.J.

Bouchard C, Shephard R (1994) Physical activity, fitness and health: the model and key concepts. In: Bouchard C, Stephens T (eds) Physical activity, fitness and health. International proceedings and consensus statement. Human Kinetics, Champaign, IL, 77–88

Cooper Z, Fairburn C, Hawker D (2008) Kognitive Verhaltenstherapie der Adipositas: Ein Manual in neun Behandlungsmodulen. Schattauer, Stuttgart

Haynes RB et al., Interventions for helping patients to follow prescriptions for medications. Cochrane Database Syst Rev (2002), 2, CD000011

Huber G (2004) Gesundheitspsychologie. In: Schüle K, Huber G, Grundlagen der Sporttherapie, 168. Urban & Fischer, München

Huber G (1999) Evaluation gesundheitsorientierter Bewegungsprogramme. SC Verlag, Waldenburg

Huber G, Pfeifer K (2004) Evidenzbasierung der Sporttherapie. In: Schüle K, Huber G (Hrsg.), Grundlagen der Sporttherapie, 2. Aufl., 158–168. Elsevier, München

Jarz EM (1997) Entwicklung multimedialer Systeme. Planung von Lern- und Masseninformationssystemen, 361. Deutscher Universitätsverlag, Wiesbaden

Keller S (Hrsg.) (1999) Motivation zur Verhaltensänderung. Das Transtheoretische Modell in Forschung und Praxis. Lambertus, Freiburg

Pfeifer K (2007) Rückengesundheit. Grundlagen und Module. Deutscher Ärzte-Verlag, Köln

Probst G, Raub S, Romhardt K (1999) Wissen managen: Wie Unternehmen ihre wertvollste Ressource optimal nutzen, 3. Aufl. FAZ, Frankfurt/Main

Prochaska JO, DiClemente CC, Norcross JC, In search of how people change: Applications to addictive behavior. American Psychologist (1992), 47, 1102–1114

Prochaska JO et al., Standardized, individualized, interactive and personalized self-help programs for smoking cessation. Health Psychology (1993), 12, 399–405

Prochaska JO et al., Stages of change and decisional balance for 12 problem behaviors. Health Psychology (1994), 13, 39–46

Prochaska JO, Velicer WF, The Transtheoretical Model of health behavior change. American Journal of Health Promotion (1997), 12, 38–48

Schüle K, Huber G (2004) Grundlagen der Sporttherapie, 2. Aufl. Urban & Fischer, München

Schwarzer R (1994) Psychologie des Gesundheitsverhaltens. Hogrefe, Göttingen

Spencer L, Pagell F, Adams T, Applying the transtheoretical model to cancer screening behavior. Am J Health Behav (United States) (2005), 29, 1, 36–56

8 Module zur Vermittlung des Deltaprinzips

8.1 Überblick über die Module

Das Programm besteht aus jeweils 12 Modulen zu den Bereichen Wissen und Handeln sowie 10 Modulen zur Veränderung von Einstellungen und Emotionen. Dazu kommen 2 Module, die sich mit dem Thema Evaluation, Diagnostik und Assessment auseinandersetzen.

Der durchschnittliche Zeitbedarf eines Moduls beträgt 20 min. Dieser Wert ist eher theoretisch und wird in der Umsetzung sehr variabel zu gestalten sein. Daraus ergibt sich rechnerisch eine Zeitdauer von insgesamt 12 Stunden.

Dadurch kann auch bei einer hohen zeitlichen Flexibilität das Programm im Rahmen von Präventionsangeboten der Krankenkassen nach § 20 SGB V, im Rahmen von stationären Rehabilitationsmaßnahmen oder in anderen Angebotsformen umgesetzt werden. Daraus ergeben sich die in Tabelle 8.1 aufgezeigten Umsetzungsmöglichkeiten.

Ein sehr wichtiges Potenzial des Programms besteht darin, dass aus den Modulen im Sinne der ICF-Orientierung differenzierte Zusammenstellungen gebildet werden können, die sich der spezifischen Probleme der Patienten annehmen. Beispiele finden sich am Ende des Kapitels. Hier zunächst eine ta-

Tab. 8.1: Umsetzungsmöglichkeiten des Deltaprogramms

Angebotsform	Zeitbedarf
Präventionsangebot nach § 20 SGB V	12 Termine à 60 min über 12 Wochen
Kursangebot im Sportverein	24 Termine à 30 min über 24 Wochen
Kursangebot im Fitnessstudio	18 Termine à 45 min über 18 Wochen
Rehabilitationsklinik	12 Termine à 60 min über 3 Wochen

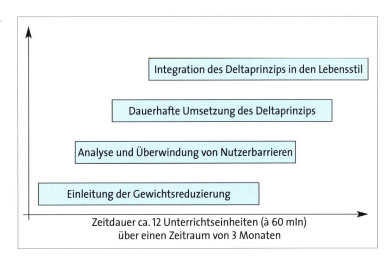

Abb. 8.1: Zeitlicher Verlauf

Tab. 8.2: Übersicht der Module zur Vermittlung des Deltaprinzips

Wissensmodule (s. Kap. 8.2)

Modulbezeichnung	Ziel des Moduls
W 1	Erläuterung des Deltaprinzips
W 2	Erläuterung der evolutionären Grundlagen des Deltaprinzips
W 3, W 4	Energiedichte der Ernährung
W 5	Energieverbrauch: Grundumsatz und Rolle der Körperkomposition
W 6, W 7	Energieverbrauch durch körperliche Aktivität
W 8	Einsatz des Bewegungstagebuchs und eines Schrittzählers
W 9	Bewegungspyramide
W 10	Integration der Bewegung in den Alltag
W 11	Kalt, Regen und null Bock: Wie gehe ich mit Hindernissen um? Problemlösungsstrategien
W 12	Kalt, Regen und null Bock: Wie gehe ich mit Hindernissen um? Antizipation von Problemen und therapeutisches Verhalten

Handlungsmodule (s. Kap. 8.3)

Modulbezeichnung	Ziel des Moduls
H 1	In Bewegung bringen: Einführung in ein ausdauerorientiertes Walkingtraining
H 2	Ausdauerorientiertes Walkingtraining: Selbstständige Belastungssteuerung durch Zeitgefühl und Beanspruchungswahrnehmung
H 3	Ausdauerorientiertes Walkingtraining: Steigerung der Belastung und Vertiefung
H 4	Körperwahrnehmung: Aufrecht und doch entspannt
H 5	Körperwahrnehmung: Achtsamkeit für den eigenen Körper
H 6	Muskelaufbautraining: Muskulatur – der Schlüssel zur Fitness
H 7	Muskelaufbautraining: Muskulatur als wirksame Fettschmelze
H 8	Koordination: Grundlagen
H 9	Koordination: Schaffung von Bewegungsfreude durch Spiele
H 10	Die Jeden-Tag-Gymnastik für zu Hause
H 11	Freizeitsportarten kennenlernen
H 12	Bewegung in den Alltag integrieren

Module zur Veränderung von Einstellungen und Emotionen (s. Kap. 8.4)

Modulbezeichnung	Ziel des Moduls
E 1	Vermittlung von Selbstwirksamkeitserfahrungen: Handlungserwartung
E 2	Vermittlung von Selbstwirksamkeitserfahrungen: Kompetenzerwartung
E 3, E 4	Schaffung von sozialer Unterstützung
E 5	Beteiligt statt nur betroffen: Kontrollüberzeugung
E 6	Beteiligt statt nur betroffen: Abbau von ungünstigen Attribuierungsmustern
E 7, E 8	Förderung der Motivation
E 9	Die 6-V-Methode
E 10	Stimmungsmanagement durch Bewegung

Evaluationsmodule (s. Kap. 8.5)

Modulbezeichnung	Ziel des Moduls
Eva 1	Basisdokumentation
Eva 2	Evaluationsmethoden

bellarische Übersicht über die Module (s. Tab. 8.2).

8.2 Wissensmodule

Wissen ist die einzige Ressource, die sich vermehrt, wenn man sie teilt.

Basisinformation für diese Module
Die Vermittlung von Wissen sollte immer begleitend zu den Bewegungsteilen (Handeln) erfolgen. Dies kann sowohl am Beginn, am Ende oder auch in einer notwendigen Erholungspause sinnvoll sein. Die Abfolge der Module ist in der Regel aufeinander aufbauend, die Reihenfolge kann aber trotzdem geändert werden. Der Einsatz einer Tafel oder eines Flipcharts ist sicherlich nützlich. Zur Visualisierung der Module können die Grafiken auf der CD ⊘ ausgedruckt und z.B. an der Wand befestigt werden (z.B. Bewegungspyramide).

Die zentralen Wissensbestände, auf die sich das Deltaprinzip stützt, sind in Abbildung 8.2 zu sehen.

Hier noch einige grundsätzliche und hoffentlich nützliche Hinweise zum Einsatz dieser Module. Probleme im Wissenstransfer treten vor allem dann auf, wenn
▲ komplexe Zusammenhänge vermittelt werden müssen,
▲ mit unbekannten Begriffen und einem hohen Abstraktionsgrad kommuniziert wird,
▲ die Schlussfolgerungsketten zu lang sind (Bei Adipositas ist dies sehr häufig der Fall, da die Wenn-dann-Folgerungen zeitlich weit auseinanderliegen.).

Das Deltaprinzip antizipiert diese Schwierigkeiten; Wissensvermittlung funktioniert besser, wenn die folgenden Hinweise beachtet werden:
▲ Wissen immer in bereits vorhandenes Wissen einordnen.
▲ Konkrete Beispiele geben.
▲ Die Informationsdichte durch Strukturierung entzerren.
▲ Fragen stellen („Wer fragt, der führt!").

Durch die Wissensmodule sollen die Teilnehmer vor allem auch stimuliert werden, sich mit ihrer eigenen Situation auseinanderzusetzen. Dabei sollte auch berücksichtigt werden, dass in der Regel alle Teilnehmer mit

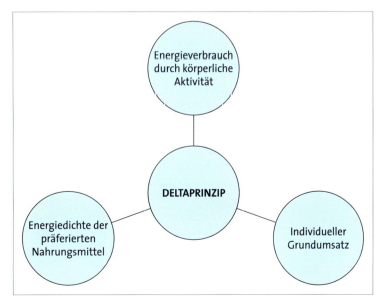

Abb. 8.2: Wissensbestände des Deltaprinzips

den zu vermittelnden Inhalten negative Assoziationen und Erfahrungen verbinden. Deshalb ist es effektiv und wichtig, einen veränderten Zugang zu wählen und vor allem die möglichen Erfolgserlebnisse aus den Handlungsmodulen als Rückenwind zu benutzen, indem Wissensvermittlung an gemachte Erfolgserlebnisse anknüpft.

Also K.I.S.S.: Keep it short and simple!

W 1 Erläuterung des Deltaprinzips

Ziel	Vermittlung der grundsätzlichen Idee der Energiebilanzierung nach dem Deltaprinzip. Der Teilnehmer sollte verstehen, dass er nur dann abnimmt, wenn er mehr Energie verbraucht, als er zu sich nimmt, dass er langfristig sein Gewicht nur hält, wenn eine ausgeglichene Energiebilanz vorliegt, und dass mehr aufgenommene als verbrauchte Energie zu einer Gewichtserhöhung führt.
Zeitdauer	5–10 min
Methode	Einstieg mit „Story Telling". Darunter versteht man das Erzählen einer Geschichte, in der direkt oder indirekt Wissen verpackt ist. Benutzen Sie in diesem Modul das folgende Beispiel oder ein ähnliches.

> Wie viel Energie verbraucht man mit Bewegung? Leider ist es nicht ganz so viel, wie man zunächst denkt. Das Biosystem Mensch läuft besonders ökonomisch. Während das sparsamste Auto kaum weniger als 3 l Benzin auf 100 km verbraucht, kommt der Mensch mit etwa 2 Päckchen Butter, also einem halben Kilo Fett pro 100 km (Walken oder Joggen) aus. Frustrierend, oder? Lohnt es sich da eigentlich überhaupt noch, sich wegen der Gewichtsabnahme zu bewegen? Bedeutsam ist aber hier die Langfristigkeit und Regelmäßigkeit.
> Das einmalige zügige Gehen von etwa 10 km verbraucht „nur" 50 g Fett. Wenn Sie dies nur 3-mal pro Woche machen, so sind dies schon 150 g in der Woche oder 7,8 kg im Jahr! Dazu müssen Sie Ihr Essverhalten nicht verändern. Nicht verändern heißt aber auch, nicht mehr essen.
> Eine zusätzliche Reduzierung der Energieaufnahme beschleunigt die Gewichtsabnahme, eine Erhöhung verlangsamt die Gewichtsabnahme. Wir sehen, Bewegung ist nicht der beste, sondern der einzige wirkliche „Fatburner". Nur durch Bewegung können wir die Verbrauchsseite steuern.

In Gesprächsform sollten dann weitere Beispiele für die Umsetzung des Deltaprinzips erörtert werden. Dazu sollte klar werden, dass für die Teilnehmer vor allem der Weg über einen erhöhten Energieverbrauch durch körperliche Aktivität Erfolg versprechend ist. Hierzu eignet sich auch die Besprechung der erfolglosen Diätversuche der Teilnehmer.

Im weiteren Verlauf sollten die Teilnehmer versuchen, den Energiegehalt der Nahrung in Bewegungsquantitäten (z.B. Gehstrecke) zu bewerten. Es ist notwendig, dass alle Teilnehmer folgende Aspekte des Deltaprinzips verstehen und akzeptieren:
- Wer abnehmen will, muss eine negative Energiebilanz aufweisen.
- Diese negative Energiebilanz wird durch mehr Bewegung erreicht.
- Es ist unbedingt notwendig, die Energieaufnahme zumindest konstant zu halten; eine Reduktion verschafft sinnvolle, weil motivationsfördernde Anfangserfolge.

Auf der beiliegenden CD ⊘ finden sich Medien, insbesondere zur Energiebilanzierung, die sich hier sehr gut einsetzen lassen.

W 1 besonders geeignet in Verbindung mit H 1 und H 2.

W 2 Erläuterung der evolutionären Grundlagen des Deltaprinzips

Ziel	Vermittlung von grundlegendem Wissen über die evolutionäre Begründung des Deltaprinzips. Der Teilnehmer sollte verstehen, dass mit dem Deltaprinzip nur den entwicklungsgeschichtlichen Mechanismen Rechnung getragen wird.
Erläuterung	Wissen über die evolutionäre Grundlage des Deltaprinzips: Der Teilnehmer sollte verstehen, dass die Evolution uns kaum eine andere Chance gibt als die, unseren für regelmäßige Bewegung konstruierten Körper entsprechend zu nutzen. Dies hat Konsequenzen für unsere Ernährung, aber noch viel mehr für Art und Umfang der Bewegung. Der Mensch ist ein biologisch sehr dynamisches System, bestehend aus ca. 80 Billionen Zellen, die sich auch in beständigem Wandel befinden. Der größte Teil dieser Veränderung wird durch die menschliche Bewegung gesteuert.
Zeitdauer	5–10 min
Methode	Auch hier ist ein Einstieg über „Story Telling" recht gut geeignet. Eventuell können Einstiegsfragen hilfreich sein: Für welche Art von Aktivität ist der Mensch konstruiert? Was passiert, wenn wir dies nicht berücksichtigen?

> Erläuterung des evolutionären Erbes (Information dazu in Kap. 4). Geeignet ist dazu die Verdeutlichung der ungeheuren Zeitspanne, in der der Homo sapiens sapiens auf Bewegung angewiesen war in Relation zur kurzen Phase des Nahrungsüberflusses. Bestand das Problem bisher darin, ausreichend Nahrung zu bekommen, ist es jetzt das Problem, ausreichend Bewegung zu bekommen.
> Es sollte auch deutlich werden, dass Übergewicht auch eine Art von evolutionärer Anpassung darstellt. Jeder Primat passt sich dem Habitat an, in dem er lebt. Allerdings hat diese Anpassung dramatische gesundheitliche Folgen, die ausgeglichen werden müssen.

In Gesprächsform sollten dann weitere Konsequenzen des evolutionären Erbes erläutert werden:
- Der aufrechte Gang als die körperliche Aktivität, die den Konstruktionsmerkmalen des Körpers entspricht.
- Die Steinzeitkost als sinnvolle Ernährungsalternative.
- Wie viel mussten unsere Vorfahren gehen? (Es gibt dazu keine exakten Daten, Schätzungen reichen von 10–30 km pro Tag.)

Auf der beiliegenden CD ⊘ finden sich geeignete Darstellungen.
W 2 besonders geeignet in Verbindung mit H 1 und H 2.

W 3 Energiedichte der Ernährung 1

Ziel	Vermittlung von Wissen über die Energiedichte der Lebensmittel als Grundlage des Deltaprinzips. Der Teilnehmer sollte die Energiedichte der für ihn wichtigsten Lebensmittel kennen. Er sollte verstehen, dass **Kalorien** nichts Anderes sind als eine Maßzahl für Energie, und zwar sowohl für Energie, die aufgenommen werden kann, als auch für Energie, die verbraucht werden kann! Dadurch erhält der Teilnehmer ein höheres Maß an Kontrolle und Selbstverantwortung. In diesem ersten Teil geht es um die Grundprinzipien.
Zeitdauer	5–10 min
Methode	Einstieg mit der Frage nach dem Kaloriengehalt von bestimmten Nahrungsmitteln.

> **Was bedeutet der Begriff Kalorie?**
> Kalorie ist eine eigentlich veraltete Maßeinheit der Energie, die zunächst als Wärmeeinheit benutzt wurde. Das Wort stammt vom lateinischen calor = Wärme. In der Regel sind Kilokalorien gemeint, wenn man von Kalorien spricht. Mit einer Kilokalorie kann man einen Liter Wasser um ein Grad (genau von 36,5 auf 37,5 Grad) erwärmen.
> Daraus ergibt sich auch, dass es weder leere Kalorien gibt noch negative Kalorien.
> Im nächsten Schritt können Lieblingsspeisen der Teilnehmer „kalorisch" analysiert werden.
> Wichtig ist, dass dieses Modul nicht mit dem erhobenen Zeigfinger durchgeführt wird. Eine wichtige Botschaft besteht darin, dass jeder alles essen kann und darf. Er muss aber wissen, wie lange er sich dafür bewegen muss, um eine ausgeglichene Energiebilanz zu wahren.
> Der Teilnehmer erhält dadurch die Chance, selbst zu entscheiden, ob er sich mehr bewegt und dabei Kalorien verbraucht oder weniger Kalorien zu sich nimmt.

In Gesprächsform sollten dann weitere Aspekte angesprochen werden:
- Wie sieht meine persönliche Kalorienbilanz aus?
- Welches ist der einfachere Weg: mehr verbrauchen oder weniger zu sich nehmen?

Auf der beiliegenden CD ⊘ finden sich geeignete Darstellungen
W 3 besonders geeignet in Verbindung mit H 1 und H 2.
Das Modul W 4 sollte direkt anschließen. Der Teilnehmer sollte verstehen, dass er nur dann abnimmt, wenn er mehr Energie verbraucht, als er zu sich nimmt, dass er langfristig sein Gewicht nur hält, wenn Energieverbrauch und Energieaufnahme im Gleichgewicht sind.

W 4 Energiedichte der Ernährung 2

Ziel	Vermittlung von Wissen über die Energiedichte von einzelnen Nahrungsbestandteilen. Der Teilnehmer sollte nicht nur die Energiedichte der für ihn wichtigsten Lebensmittel kennen, sondern auch die Notwendigkeit erkennen, auf eine angemessene Nahrungszusammensetzung zu achten. In diesem zweiten Teil geht es um die Anwendungsorientierung.
Erläuterung	Es muss deutlich werden, dass unterschiedliche Nährstoffe notwendig sind, diese aber sehr unterschiedliche Energiedichten oder Brennwerte aufweisen. Letztendlich aber entscheidet lediglich die energetische Gesamtsumme der aufgenommenen Nahrung.
Zeitdauer	5–10 min
Methode/Inhalte	Das Modul sollte unmittelbar an die Inhalte des Moduls W 3 anknüpfen. Als Vorschlag für die Einstiegsfrage: Warum ist Fett ein beliebter Nahrungsbestandteil? Aus Sicht der Evolution ist Fett der günstigste Nahrungsbestandteil, da er die höchste Energiedichte hat. Danach folgt die Erläuterung der 3 Hauptnährstoffe Eiweiß, Fett und Kohlenhydrate sowie Alkohol: • 1 g Eiweiß liefert 4,1 kcal oder 17,1 kJ. • 1 g Kohlenhydrate liefert 4,1 kcal oder 17,1 kJ. • 1 g Fett liefert 9,3 kcal oder 38,9 kJ. • 1 g Alkohol liefert 7,1 kcal oder 29,3 kJ. Insbesondere soll deutlich werden, dass wir mit gewissen Variationen auf alle 3 Hauptnährstoffe angewiesen sind. Das Biosystem Mensch ist auf das Fett als wichtigem Energieträger und auch wegen der fettlöslichen Vitamine A, D, E, K angewiesen. Die Isolierung der Nervenfasern, das Myelin, besteht aus Fett, ohne dieses findet keine Reizübertragung statt. Die Funktion der Kohlenhydrate als physiologisch optimale und schnelle Energieträger sollte kurz angesprochen werden, ebenfalls die unverzichtbare Rolle der Proteine als Lebensbausteine. Nicht zu vergessen sind die Spurenelemente und Vitamine. Daraus wird auch deutlich, dass extreme diätetische Einseitigkeiten nicht sinnvoll sind. Auf der beiliegenden CD ⊘ finden sich geeignete Darstellungen zur Vermittlung. W 4 besonders geeignet in Verbindung mit H 1 und H 2. Unbedingt sollte vorher das Modul W 3 durchgeführt werden.

W 5 Energieverbrauch: Grundumsatz und Rolle der Körperkomposition

Ziel	Vermittlung von Wissen über den Grundumsatz und die besondere Rolle der Muskulatur. Es muss deutlich werden, dass der Grundumsatz einen wichtigen Teil der Verbrauchsseite der Energiebilanz einnimmt. Weiterhin muss der Teilnehmer wissen, dass die Erhöhung des Anteils der Muskulatur sich günstig auf den Grundumsatz auswirkt.
Zeitdauer	5–10 min
Methode/Inhalte	Einstieg mit einer Mischung aus „Story Telling" und Fragestellung:

> Bären verlieren während ihres Winterschlafes bis zu 60% ihres Ausgangsgewichtes zum großen Teil durch die Verbrennung von vorher angefressenem Fett. Sie müssen auch nicht aufs Klo, da die anfallenden Abfallstoffe recycelt werden. Wie ist das beim Menschen?

Danach sollte der Grundumsatz erläutert werden. Ausführliche Informationen dazu gibt es in Kapitel 6.2.
Nach der dort erläuterten Mufflin-Gleichung sollte jeder Teilnehmer seinen Grundumsatz ausrechnen. Es empfiehlt sich die Benutzung eines Taschenrechners und die Eintragung der individuellen Werte auf dem Bewegungsprotokoll.
- Für Männer: (10 x Gewicht in kg) + (6.25 x Größe in cm) − (5 x Alter) + 5
- Für Frauen: (10 x Gewicht in kg) + (6.25 x Größe in cm) − (5 x Alter) − 161

Danach folgt noch die Erläuterung der besonderen Rolle der Muskulatur. Je höher der Anteil der Muskulatur an der Körpermasse, desto höher ist der Grundumsatz. Allerdings verlieren wir ab dem 30. Lebensjahr pro Jahr ca. 1% der Muskelmasse. Schon relativ wenig spezifisches Training von etwa 10 min/Tag reicht aus, um diesen Verlust zu kompensieren.
Bei Bedarf kann noch der thermische Nahrungseffekt (s. Kap. 6.3.) erläutert werden.

Auf der beiliegenden CD ⊘ finden sich die Abbildungen aus Kapitel 6.
W 5 besonders geeignet in Verbindung mit H 5 und H 6 zum Muskeltraining.

W 6 Energieverbrauch durch körperliche Aktivität 1

Ziel	Vermittlung von Wissen über den Energieverbrauch durch körperliche Aktivität und die unterschiedlichen Einflussgrößen. Es muss deutlich werden, dass die Erhöhung der körperlichen Aktivität die einzige Möglichkeit darstellt, selbstständig die Verbrauchsseite der Energiebilanz zu bestimmen. In diesem ersten Teil geht es um die Vermittlung der Grundlagen, die für ein Verständnis und die Anwendung des Deltaprinzips notwendig sind.
Zeitdauer	10–15 min
Methode/Inhalte	Alle notwendigen Informationen finden sich in Kapitel 6.2. Einstieg mit der Fragestellung: „Wie viele Kalorien verbraucht man durch 10 min Bewegung?" Sammeln von ernüchternden Beispielen.

Kalorienverbrauch bei jeweils 10 min Aktivität für einen Mann mit 70 kg:			
Joggen	95 kcal	=	1 Scheibe Vollkornbrot
Rad fahren	70 kcal	=	1 Orange
Schwimmen	90 kcal	=	1 gekochter Kloß
Gymnastik	65 kcal	=	1 Amaretto (2 cl)
Fitnesstraining	130 kcal	=	1 Kinder-Country (24 g)
Bügeln	23 kcal	=	1 EL Tomatenketchup
Spazieren gehen	50 kcal	=	1 Scheibe Roggenknäckebrot

Es muss aber deutlich werden, dass diese Verbrauchszahlen keinesfalls negativ sind, wenn man **regelmäßig und für längere Zeitdauer** aktiv ist. In diesem Modul sollten alle wichtigen Vorteile der körperlichen Aktivität gesammelt und als Botschaften vermittelt werden.

Körperliche Aktivität
- erhöht den Kalorienverbrauch,
- erhöht die Fettmobilisation und den Fettverbrauch,
- erhöht die Muskelmasse und dadurch den Grundumsatz,
- reduziert die Blutfette.

Als vereinfachtes Grundprinzip und vereinfachten „Umtauschkurs" des Deltaprinzips sollte jeder Teilnehmer sich merken: **1 min gehen entspricht 5 kcal**.

Auch auf den zweiten Blick ist das gar nicht mehr so ernüchternd: Wer 1 Std Gymnastik macht, kann 6 Amaretto trinken, das müsste doch für einen lustigen Abend reichen!

Sammeln von Einflussfaktoren, die den Energieverbrauch durch körperliche Aktivität entscheidend beeinflussen können.
- Art und Dauer der Aktivität
- Körpergewicht des Trainierenden (hier zeigt sich ein Vorteil für die Übergewichtigen: je schwerer, desto höher der Kalorienverbrauch)
- Pulsfrequenz

Hier nochmals der Hinweis, dass jeder Teilnehmer selbstständig entscheiden kann, wie er den Energieverbrauch ankurbelt:
- Essen und Bewegen
- Essen ohne zusätzliches aktives Bewegungsprogramm

Auf der beiliegenden CD ⊘ findet sich eine Powerpointpräsentation, die für dieses Modul sehr gut geeignet ist. Ebenso können die Abbildungen aus Kapitel 6 genutzt werden.

W 7 Energieverbrauch durch körperliche Aktivität 2

Ziel	Vermittlung von Wissen über die selbst gesteuerte Umsetzung zur Erhöhung des Energieverbrauchs.
Erläuterung	Es muss deutlich werden, dass die Erhöhung der körperlichen Aktivität nur dann erfolgreich zur Gewichtsreduzierung oder -kontrolle eingesetzt werden kann, wenn keine zusätzliche Nahrung aufgenommen und die körperliche Aktivität genauso regelmäßig, wenn auch nicht so häufig wie die Mahlzeiten durchgeführt wird.
Zeitdauer	5–10 min
Methode/Inhalte	Der gesamte Inhalt lässt sich anschaulich dadurch vermitteln, dass eine Beispielrechnung durchgeführt wird. Alle Informationen finden sich in Kapitel 6.2. Der Einstieg kann erfolgen mit dem Energieverbrauch beim Joggen: Energieverbrauch in kcal = kg Körpergewicht x gelaufene km Der Teilnehmer sollte lernen, dass das Argument „keine Zeit" häufig fehlende Bewegung entschuldigen soll. Für das Essen gilt dieses Argument nicht, Zeit findet sich dafür immer. Auf der beiliegenden CD ⊘ finden sich die Abbildungen aus Kapitel 6. W 7 besonders geeignet in Verbindung mit H 1, H 2 und H 3 Muskeltraining.

W 8 Einsatz des Bewegungstagebuchs und eines Schrittzählers

Ziel	Vermittlung von handlungsbezogenem Wissen über den Einsatz von Werkzeugen, die die Erfassung des individuellen Bewegungsumfangs ermöglichen.
Erläuterung	Es ist wichtig, Art und Umfang der körperlichen Aktivität des Teilnehmers zu erfassen, zu analysieren und zu bewerten. Diese Kompetenz muss im Verlauf des Programms auf den Teilnehmer übertragen werden. Die dazu notwendigen Werkzeuge bilden auch die Grundlage für die Integration von mehr Bewegung in den Alltag (W 10 und W 11). Durch diese Art von Feedback entsteht beim Teilnehmer sehr schnell eine Art von spezifischer Körperwahrnehmung, die eine unbewusste Einschätzung des Umfanges körperlicher Aktivität auch ohne den Einsatz dokumentierender Hilfsmittel ermöglicht.
Zeitdauer	15–10 min Dies bezieht sich nur auf die Wissensvermittlung. Insgesamt verteilt sich die Zeit auf 3 Übungseinheiten. Die Teilnehmer sollten im weiteren Verlauf immer an die Nutzung der Hilfsmittel erinnert werden.
Methode/Inhalte	In einer der ersten beiden Stunden wird das Bewegungstagebuch vorgestellt. Jeder Teilnehmer erhält einen Ausdruck. Es folgt die Erläuterung des Ausfüllens. Wichtig sind folgende Punkte: 1. Es sollten alle Arten von körperlichen Aktivitäten berücksichtigt werden (in Alltag, Beruf und Freizeit). 2. Es sollten nur Aktivitätszeiten von mehr als 2 min berücksichtigt werden. 3. Es sollten feste Zeiten für das Ausfüllen eingeplant werden (z.B. jeden Abend nach dem Abendessen). Die Teilnehmer bringen den ausgefüllten Bogen in die nächste Stunde mit, es werden mögliche Fragen und Probleme besprochen. Ein weiteres sehr gutes Monitoringwerkzeug sind Schrittzähler. Diese kosten nur 7–10 €. Sie können von den Teilnehmern erworben oder besser in die Kursgebühr integriert werden. Sinnvoll ist die Erfassung der Schrittzahlen von mindestens 4 Tagen. Die Analyse der erhobenen Bewegungsumfänge erfolgt in den Modulen W 10 und W 11. Auf der beiliegenden CD ⊘ findet sich ein Word-Dokument für das Bewegungstagebuch, welches den individuellen Bedürfnissen angepasst werden kann. W 8 muss zur Analyse mit den Modulen W 10 und/oder W 11 verbunden werden und kann auch im Modul W 9 genutzt werden.

W 9 Bewegungspyramide

Ziel	Kennenlernen der Bewegungspyramide und Vermittlung von Wissen über die Effektivität des Einsatzes
Erläuterung	Den meisten betroffenen Übergewichtigen ist das Prinzip der verschiedenen Ernährungspyramiden sehr gut vertraut. An dieses gewohnte Bild wird mit der Bewegungspyramide angeknüpft. Damit geben wir eine gut umsetzbare Orientierungshilfe sowohl für die Art als auch den Umfang von geeigneten körperlichen Aktivitäten zur Optimierung der Energiebilanz.
Zeitdauer	15–10 min
Methode/Inhalte	Als Einstieg kann an die bekannten Ernährungspyramiden angeknüpft werden. Die Teilnehmer werden gefragt, wie eine analoge Bewegungspyramide wohl aussehen könnte. Da die Teilnehmer wahrscheinlich die richtigen Formen der körperlichen Aktivitäten nennen werden, müssen diese nur noch in die richtige Etage eingeordnet werden. Diese Einordnung sollte immer begründet sein („Warum tägliches Gehen?"). Dabei ist es günstig, anhand der Fragestellung „Warum nicht täglich Muskeltraining?" das Prinzip der Superkompensation zu erläutern. Strukturelle Anpassung an eine Belastung braucht Zeit! Energieverbrauch und energetische Kompensation, das „Wiederauffüllen", erfolgt dagegen sehr schnell. Es empfiehlt sich die Verbindung mit den Modulen W 6 und W 7. Dazu kann entweder gemeinsam oder als eine Art Hausaufgabe das durch den richtigen Einsatz der Bewegungspyramide erreichte Delta ausgerechnet werden.

> **Beispiel für einen Mann (70 kg):**
> Täglich 30 min gehen   7 x 130 kcal   =   910 kcal
> 3-mal pro Woche 30 min Rad fahren   3 x 210 kcal   =   630 kcal
> 2-mal pro Woche Gymnastik   2 x 150 kcal   =   300 kcal
> Summe pro Woche   =   1840 kcal
> Gemeinsam kann ausgerechnet werden, welche Gewichtsreduzierung dies langfristig bedeutet.

Es muss dringend deutlich gemacht werden, dass die Aktivitätserhöhung nur dann zu einer dauerhaften Gewichtsreduzierung führt, wenn die Energiezufuhr auch dauerhaft konstant gehalten wird. Man darf sich für eine bewegte Woche gerne belohnen, aber nicht mit zusätzlichen Kalorien.

Alle notwendigen Informationen zur Bewegungspyramide finden sich im Kapitel 6.3. Eine Grafikdatei findet sich auf der CD Rom ⊘.

W 10 Integration der Bewegung in den Alltag

Ziel	Unterstützung bei der langfristigen Integration ausreichender körperlicher Aktivität in den Alltag
Erläuterung	Nur wenn es gelingt, körperliche Aktivität zum festen integralen Bestandteil des Lebensstils zu machen, ist der nachhaltige Nutzen des Deltaprinzips gesichert. Das Deltaprinzip ist keine zeitlich begrenzte Diät, sondern auf Dauerhaftigkeit angelegt. Dazu ist es notwendig, individuelle Potenziale und Nutzerbarrieren der Teilnehmer zu analysieren, diese zu nutzen bzw. abzubauen.
Zeitdauer	5–10 min
Methode	Es empfiehlt sich die Nutzung der in W 8 vorgestellten Bewegungstagebücher und/oder Schrittzähler. Daraus werden zunächst die Potenziale abgeleitet: • Welche Aktivitäten machen Sie gerne? • Welche Aktivitäten fallen Ihnen leicht? • Welche Alltagsaktivitäten (Weg zur Arbeit, Weg zum Einkaufen) können genutzt werden? • Können Sie während Ihrer beruflichen Tätigkeit mehr körperliche Aktivität einbauen? • Welche Spazierwege gibt es direkt bei Ihrer Wohnung? In einem zweiten Durchgang sollten mögliche Nutzerbarrieren angesprochen werden: • Warum konnten Sie nicht mehr aktiv sein? • Was hindert Sie, aktiver zu sein? • Wie können mögliche Barrieren abgebaut werden? • Erhalten Sie Unterstützung von Ihrer Umwelt? Es wird in dem einen oder anderen Fall notwendig sein, eine individuelle Besprechung und Beratung durchzuführen. Dies sollte bei der Planung berücksichtigt werden. **Hinweis** Sie werden als häufigste Antwort das Argument „Ich hatte kein Zeit!" hören. Machen Sie unbedingt deutlich, dass dies lediglich eine Frage der Prioritäten ist. Hier scheinen andere Dinge noch wichtiger zu sein! Keine Zeit heißt, dass der Teilnehmer noch andere Prioritäten hat. Essen fällt wohl bei keinem Teilnehmer mit dem Argument „keine Zeit!" aus. Alle notwendigen Informationen zur Bewegungspyramide finden sich im Kapitel 6.8. W 10 muss mit dem Modul W 8 verbunden werden und kann auch im Modul W 11 genutzt werden.

W 11	Kalt, Regen und null Bock: Wie gehe ich mit Hindernissen um? Teil 1 Problemlösungsstrategien
Ziel	Vermittlung von unterstützenden Problemlösungsstrategien bei ungünstigen Bedingungen und Hindernissen In W 11 geht es mehr um die handlungsbezogenen Hindernisse, in W 12 mehr um die kognitiven und einstellungsbezogenen Barrieren. Es ist aber davon auszugehen, dass diese Probleme eher begleitend als in einem abgeschlossenen Modul angesprochen werden müssen.
Erläuterung	Entscheidend für die Umsetzung des Deltaprinzips ist die Regelmäßigkeit und die Langfristigkeit. Es ist deshalb dringend notwendig, mögliche Hindernisse oder Nutzerbarrieren rechtzeitig zu erkennen und Hilfestellung bei der Bewältigung der Probleme zu leisten. Grundsätzlich sollten wir aber weniger Probleme für den Teilnehmer lösen, denn diese werden immer wieder auftauchen. Sinnvoll scheint daher die Vermittlung von Problemlösungsstrategien.
Zeitdauer	10–15 min
Methode	Anstelle von methodischen Hinweisen sind grundsätzliche Überlegungen hier wohl eher geeignet. Auf der Basis von Erkenntnissen aus der kognitiven Verhaltenstherapie lassen sich bewährte Schritte einer Problemlösefertigkeit entwickeln [Cooper, Fairburn & Hawker 2008]: • Rechtzeitiges Erkennen des Problems „Ich komme einfach nicht dazu, mich ausreichend zu bewegen." • Exakte Benennung des Problems „Ich bewege mich zu wenig!" • Sammeln von möglichst vielen Lösungsmöglichkeiten z.B.: früher aufstehen; den Weg zur Arbeit nutzen; mehr Bewegung im Beruf; mit dem Lebenspartner walken; ein Fahrrad kaufen • Prüfen der Umsetzungswahrscheinlichkeit der Lösungen Erstellen einer Pro- und Kontraliste • Entscheidung für die beste Lösung • Umsetzung der Lösung Potenzielle Nutzerbarrieren können als Einstieg gesammelt werden, um mit den Teilnehmern Lösungsstrategien zu entwickeln. Einstieg mit der Frage nach den Bedingungen, unter denen die Teilnehmer in keinem Fall rausgehen, um sich zu bewegen. Diese sollten gesammelt und gemeinsam auf ihren Charakter als Nutzerbarriere überprüft werden. Die Anschaffung wetterfester Kleidung kann schon einen wichtigen Schritt darstellen. Aus Zeitgründen kann die weitere Problemlösung als Hausaufgabe für die Teilnehmer gestellt werden. Beispielaufgabe: Winter, es ist kalt, nass und dunkel. Wie komme ich zu ausreichender Bewegung?

W 12	Kalt, Regen und null Bock: Wie gehe ich mit Hindernissen um? Teil 2 Antizipation von Problemen und therapeutisches Verhalten
Ziel	Antizipation von häufigen Problemkonstellationen, die nicht nur einfache Hindernisse darstellen, und Vermittlung von angemessener, aber einfühlender Distanz.

Erläuterung	Es liegt in der Natur des Problems, dass jeder Betroffene schon zahlreiche, oft sehr persönliche Erfahrungen zum Thema Gewichtsregulation gesammelt hat und diese in der Regel negativ geprägt sind (sonst wäre er wohl nicht hier). Es ist deshalb schwer, entstehende Probleme zu antizipieren. Auf der Grundlage von Erfahrungen und Therapiemanualen [Cooper, Fairburn, Hawker 2008] lassen sich typische Situationen erkennen.
	Wichtig ist der Hinweis, dass alle Vorgaben letztendlich in die Selbststeuerung und Selbstverantwortung des Teilnehmers münden sollen. Alle Vorgaben sind als Richtlinien zu verstehen, die der eigenen Entscheidung unterliegen.
	Anstelle von Hinweisen zur Methodik finden sich hier Vorschläge und Anregungen, wie mit diesen Situationen umgegangen werden kann. Es wird davon ausgegangen, dass der Teilnehmer schon selbst erfolglos versucht hat, das Problem zu lösen (Modul W 11).
	Typische Konstellationen sind:
	• Es fällt dem Teilnehmer schwer, regelmäßig körperlich aktiv zu sein.
	  → gemeinsame Analyse des Bewegungstagebuchs
	  Integration in den Alltag
	• Der Teilnehmer findet keine für ihn angenehme körperliche Aktivität.
	  → Erstellen einer Liste von möglichen Aktivitäten,
	  daraus Erstellen einer individuellen Rangliste
	• Der Teilnehmer verliert kein Gewicht.
	  → ergänzendes Ernährungstagebuch
	  Kontrolle, ob die Energiebilanz durch die Ernährung verändert wird (bei sehr vielen Teilnehmern signalisieren vorsteinzeitliche Gene eine unbewusste Erhöhung der Nahrungszufuhr, der Teilnehmer isst wie immer!)
	• Der Teilnehmer belohnt sich nach körperlicher Aktivität mit Essen.
	  „Haben Sie tatsächlich mehr Hunger?"
	  „Wie kann dieser Automatismus durchbrochen werden?" (z.B. nur Trinken von Mineralwasser)
	  „Wie können Sie sich nach der körperlichen Aktivität in anderer Weise belohnen?"
	Für die Bearbeitung solcher Kommunikationskonstellationen haben sich aus den Techniken zur psychotherapeutischen Gesprächsführung bestimmte Grundhaltungen bewährt [Rauscher 2004, Cooper, Fairburn, Hawker 2008]:
	• Einfühlendes Verstehen und Empathie
	  „Ich verstehe, dass es Ihnen schwer fällt, sich nach einem Arbeitstag noch aufzuraffen."
	• Herausgreifen positiver Aspekte
	  „Schön, dass Ihnen der Spaziergang gut getan hat."
	• Bewertungsfreie Hilfe bei Problemlösungen
	  „Wie wäre es, nach der Aktivität Mineralwasser zu trinken?"
	• Festlegung von einfachen, aber realistischen Zielen
	  „Es wäre schön, wenn Sie in der nächsten Woche 3-mal eine halbe Stunde spazieren gehen."

8.3 Handlungsmodule

> *Man muss es so einrichten,
> dass einem das Ziel entgegenkommt.*
> Theodor Fontane

Basisinformation für diese Module
Diese Module beschreiben die zentralen Inhalte der Bewegungseinheiten. Für die Modulbeschreibung wird davon ausgegangen, dass eine solide sportpädagogische und sporttherapeutische Qualifikation des Kursleiters vorhanden ist. Diese Module sind deshalb keine umfassenden Gebrauchsanleitungen, sondern konzentrieren sich vorwiegend auf die Aspekte, die für eine erfolgreiche Hinführung zu mehr körperlicher Aktivität und damit zur Umsetzung des Deltaprinzips wichtig sind. Die didaktischen Überlegungen sind durch eine Orientierung an den ICF-Vorgaben gekennzeichnet. Im Kapitel 8.5 finden sich dazu Hinweise und Vorschläge.

Trotzdem sei hier an methodische Prinzipien erinnert, die besonders für die Zielgruppe der Übergewichtigen und Adipösen bedeutsam sind:

- Die **Funktionslust**, die Freude an aktiver selbstbestimmter Bewegung, haben Kinder in aller Regel, aber nur wenige Erwachsene haben sie sich erhalten, Übergewichtigen und Adipösen fehlt sie definitiv. Wenn es auch nur, was schon schwer genug ist, ansatzweise gelingt, diese Funktionslust wachzuküssen, haben wir schon sehr viel erreicht.
- **Körperliche Aktivität muss vom Teilnehmer angenehm erlebt werden** und geeignet sein, die bisherigen Erfahrungen zu verdrängen. Bewegung ist für die meisten Teilnehmer mit aversiven, also unangenehmen Reizen verbunden. Jede Form von Überforderung, die dieses Vorurteil bestätigt, sollte vermieden werden. Allerdings muss klar gemacht werden, dass es während der Aktivität durchaus normal ist, Unlust zu empfinden. Diese wird aber durch das Lustempfinden nach der Aktivität kompensiert. Die Beanspruchung muss so gewählt werden, dass daraus keine Bestätigung der aversiven Einstellung gegenüber körperlicher Aktivität erfolgt.
- **Differenzierung von körperlicher Beanspruchung und Belastung**
  In der Arbeitsmedizin wird zwischen psychischen Belastungen und Beanspruchungen genau differenziert. Es gibt dafür sogar eine normierte Definition: „Psychische Beanspruchung ist die unmittelbare und nicht langfristige Auswirkung der psychischen Belastung im Individuum in Abhängigkeit von seinen … individuellen Voraussetzungen" (DIN EN ISO 10075-1). Diese Unterscheidung soll hier auch für die körperlichen Belastungen gelten. Diese sind demnach so zu wählen, dass dadurch möglichst nur angemessene positive Beanspruchungen erwachsen.
- **Überforderung vermeiden**
  Eine wichtige Konsequenz aus den genannten Punkten ist die, Überforderung zu vermeiden. Zur Objektivierung der Belastungen und der daraus entstehenden Beanspruchungen eignet sich die Borg-Skala (s. Kasten). Diese dient nicht nur der Belastungskontrolle, sondern soll als Vermittler zwischen objektiver Beanspruchung und subjektiver Belastung genutzt werden.
- **Eingeschränkte Organleistungsfähigkeit**
  Die in nahezu allen Bereichen eingeschränkte Organleistungsfähigkeit legt es nahe, sehr behutsam zu dosieren und die Teilnehmer genau zu beobachten.
- **Rückmeldung von Erfolgen**
  Die aversive Einstellung gegenüber körperlicher Aktivität und Bewegung führt oft dazu, dass bei den Teilnehmern auch keine Wahrnehmungskanäle für vorhandene positive Effekte vorhanden sind.

Diese Wahrnehmung muss deshalb oft erst geschaffen werden (W 4 und W 5).

▸ **Alltagsbezug herstellen**
Durch die geringen Bewegungserfahrungen fällt es den Teilnehmern oft schwer, einen Transfer von Bewegungsaktivitäten in den Alltag zu leisten. Die Distanz zwischen Bewegung und dem täglichen Leben muss erst verringert, dann vollständig abgebaut werden. Bewegung muss ein integraler Bestandteil des Lebens sein.

▸ **Motivieren**
Motivation ist ein Schlüsselbegriff, wenn es um Bewegung geht. Im Kapitel 6 wird das Thema vor dem Hintergrund des Erwartung-mal-Wert-Modells erläutert. Einige einfache Hinweise unterstützen und operationalisieren diese Modellanschauung. Die Motivation wird vorhanden sein, wenn
– die Tätigkeit Spaß verspricht,
– die Tätigkeit von Anderen erwartet wird,
– die Tätigkeit ein erkennbares und wünschenswertes Ergebnis hat,
– der Teilnehmer in der Lage ist, das Ergebnis selbst herbeizuführen,
– der Teilnehmer ein möglichst hohes Maß an Selbstregulationskompetenz erhält.

In Kapitel 7.6 finden sich unter dem Stichwort 6-V-Strategie ergänzende Hinweise, um für die Teilnehmer langfristige Bindungen an körperliche Aktivität zu schaffen. Der therapeutische Einsatz der Bewegung ist in aller Regel damit verbunden, dass es zu synchronen Wirkungen kommt, bei denen funktionelle Anpassungen, Wissensvermittlung und psychosozial-emotionale Wirkungen nahezu gleichzeitig auftreten. Dies sollte zur wechselseitigen Verstärkung der Ebenen bewusst angesteuert und die Module aus den anderen Bereichen sinnvoll eingepasst werden.

> **Borg-Skala**
> Zur Einschätzung der Anstrengungsempfindung bei körperlicher Arbeit eignet sich die seit vielen Jahren verwendete Borg-Skala, auch bekannt unter der Abkürzung RPE (Rate of Perceived Exertion). Mit der Skala kann das subjektive Anstrengungsempfinden einer Person objektiv messbar gemacht werden. Erreicht wird dies durch die subjektive Einschätzung einer Person, wie anstrengend oder auch nicht eine körperliche Belastung empfunden wird. Das geäußerte Anstrengungsempfinden ist Spiegel der subjektiven Wahrnehmung der Reizintensität einer gegebenen körperlichen Belastung.
> Die Einschätzung von Ermüdungszuständen sowie eine Einschätzung des allgemeinen Zustandes und die der vorhandenen Ermüdung wird anhand einer nummerischen Skala möglich, die in Abbildung 8.3 ersichtlich ist. Die Skala muss dem Teilnehmer vor und während des Programms erklärt und gezeigt werden und gilt bei allen Interventionen als Maß für das subjektive Anstrengungsempfinden.

6	
7	Sehr, sehr leicht
8	
9	Sehr leicht
10	
11	Recht leicht
12	
13	Etwas anstrengend
14	
15	Anstrengend
16	
17	Sehr anstrengend
18	
19	Sehr, sehr anstrengend
20	

Abb. 8.3: Einschätzung der Belastung nach Borg-Skala

Die Reproduzierbarkeit der Skala ist sehr gut möglich. Darüber hinaus bestehen enge Korrelationen zwischen dem RPE-Wert und den physiologischen Parametern wie Herzfrequenz, Laktat, Atemfrequenz und Sauerstoffaufnahme während der Belastung. Der Herzfrequenz wird hier eine besondere Bedeutung zugeschrieben. Durch die Multiplikation mit dem Faktor 10 des erreichten Skalenwertes sollte näherungsweise die Herzfrequenz unter dynamischer Belastung abgebildet werden. Grobe Abweichungen sind gerade bei Übergewichtigen zu erwarten (z.B. Borg-Wert 17 und Puls 100) und müssen mit dem Teilnehmer besprochen werden.

H 1 In Bewegung bringen: Einführung in ein ausdauerorientiertes Walkingtraining

Erzähle mir und ich vergesse. Zeige mir und ich erinnere. Lass es mich tun und ich verstehe.

Konfuzius

Ziel	Vermittlung von ersten Erfahrungen mit Ausdauerbelastungen, Aufbau von Ausdauerleistungsfähigkeit im Bereich Gehen und Walking, Abbau von aversiven Einstellungen gegenüber körperlicher Aktivität. Das übergeordnete Ziel der drei Module H 1, H 2 und H 3 besteht darin, 20–30 min ohne Unterbrechung zu walken.

Erläuterung	Gehen stellt für die Zielgruppe eine nahezu ideale Form der Aktivität dar. Da sie im Rahmen des Programms eine besondere Stellung einnimmt, soll dies hier noch ausführlicher begründet werden.
	Unter Walking versteht man ein forciertes Gehen mit verstärktem Armeinsatz über einen längeren Zeitraum hinweg. Deutlich abzugrenzen ist Walking einerseits von der leichtathletischen Disziplin Gehen und andererseits vom Gehen im Alltag mit geringerem Tempo. Inzwischen haben sich verschiedene Formen des Walkings mit unterschiedlichen Belastungen herausgebildet (z.B. Powerwalking, vgl. dazu die zahlreichen Praxisbücher zum Thema).
	Eines der größten Probleme bezüglich der Motivation zu mehr Bewegung besteht im offensichtlichen Widerspruch zwischen vorhandenem Wissen und tatsächlicher Ausübung der sportlichen Aktivität. „Those who know, but don't do" werden auch in der internationalen Literatur als die zentrale sportwissenschaftliche Herausforderung betrachtet. Dies gilt besonders für übergewichtige und adipöse Menschen.
	Entscheidend ist hier die Reduzierung von bestehenden Nutzerbarrieren. Besonders hinsichtlich der in der Literatur als dominierende Hindernisse diskutierten Faktoren wie mangelnde Zeit, fehlende Gelegenheit etc. [Huber 1999] bietet Walking in Kombination mit den gesundheitlichen Aspekten einige wesentliche Vorteile, die sich in folgender Weise zusammenfassen lassen:
	• Geringe Nutzerbarrieren
	  – Walking kann überall ausgeführt werden und erfordert keine besondere Sportstätte. So entfällt auch der Weg zur Sportstätte, da die Aktivität direkt vor der Haustür beginnen kann.
	  – Walking kann ohne besondere sportmotorische Fertigkeiten ausgeübt werden und erfordert, zumindest am Anfang, keine besondere Technik. Erst im Verlauf der eigentlichen Aktivität können bei Bedarf Variationen erlernt und trainiert werden.
	  – Zu Beginn reichen normale Sportkleidung und passendes Schuhwerk aus.
	  – Walking kann alleine oder in der Gruppe betrieben werden, es besteht also keine Abhängigkeit von einer bestimmten Trainingszeit oder Gruppe.

H 1 Fortsetzung

Erläuterung	• Gesundheitsbezogene Aspekte
	  – Im Vergleich zum Jogging wird der Bewegungsapparat beim Walking insbesondere in der Bewegungskette Sprunggelenk, Knie, Hüfte und Lendenwirbelsäule weitaus weniger belastet. Bereits beim Laufen mit einem Tempo von 9 km/h kommt es zu Stoßbelastungen, die im Sprunggelenk das 3- bis 3,5-Fache und im Knie bis zum 6-Fachen des Körpergewichtes ausmachen [Otte 1986, Hoffmann 1992].
	  – Walkingtraining lässt sich über die klassischen Parameter des Trainings, wie Umfang und Häufigkeit, Intensität (Streckenlänge, Walkingstil etc.), auch von Laien steuern.
	  – Walking lässt sich sehr gut in die Aktivitäten des Alltags- und Berufslebens integrieren.
	  – „Als Nachfahre des Urmenschen kann sich der Gegenwartsmensch biotisch nicht von seiner Stammesgeschichte lossagen." [Israel 1992]
	  Stammesgeschichtlich bestand für Hunderttausende von Jahren die hauptsächliche Tätigkeit der Spezies Homo sapiens sapiens als Sammler und Jäger darin, 20–30 km pro Tag zu gehen. Alle biologischen Systeme des Menschen sind auch heute noch auf diese Beanspruchung abgestellt.
	  „We are designed for only one monotonously repeated exercise-walking." [Astrand 1986] Walking entspricht in ganz besonderem Maße diesem evolutionären Erbe des Menschen.
	Insgesamt legen diese Aspekte nahe, dass wir mit Walking eine Aktivitätsform zur Verfügung haben, die hervorragend geeignet ist, den Teilnehmer in Bewegung zu bringen.

Zeitdauer	20–25 min
Methode	Es ist nicht davon auszugehen, dass die Teilnehmer das Gehen, also den aufrechten Gang, erlernen müssen. Wir knüpfen also an bestehende Vorerfahrungen und greifen nur dann ein, wenn grobe Verstöße gegen die menschliche Biomechanik auftreten. **Übung 1:** Grundlegende Merkmale Die Teilnehmer gehen zunächst in einem für sie angenehmen Tempo. Wir achten auf die wesentlichen Merkmale des Walking: • Körperhaltung aufrecht und leicht nach vorne gebeugt • Ein Fuß hat immer Bodenkontakt (keine Flugphase im Gegensatz zum Jogging) • Die Kniegelenke sind beim Bodenkontakt leicht gebeugt • Die Arme schwingen gegengleich seitlich am Körper, keine Rotationsbewegung **Übung 2:** Vom Gehen zum Walking • Erhöhung der Schrittfrequenz (nicht der Schrittlänge) • Intensivierung des Armeinsatzes **Übung 3:** Intervall • Wechseln zwischen normalem Gehen und Walking • Unterschiede erkennen **Abschluss des Moduls** • Ohne Pause Gehen von 5 min • Selbstbeobachtung: Armbewegung, Schrittfrequenz, Fuß abrollen

H 2 Ausdauerorientiertes Walkingtraining: Selbstständige Belastungssteuerung durch Zeitgefühl und Beanspruchungswahrnehmung

Ziel	Vermittlung der selbstständigen Belastungssteuerung durch die Wahrnehmung und angemessene Bewertung von Belastungszeichen. Dazu gehören das Pulsmessen und der Abgleich mit der Borg-Skala. Außerdem sollten positive Körpererfahrungen angesprochen werden, um die aversive Einstellung gegenüber körperlicher Aktivität weiter abzubauen. Das übergeordnete Ziel der drei Module H 1, H 2 und H 3 besteht darin, ca. 25–30 min ohne Unterbrechung zu walken.
Erläuterung	Die richtige Bewertung und Steuerung von Belastung und Beanspruchung ist die Grundlage für nachhaltige und langfristige körperliche Aktivität. Wir benutzen das Walking nicht nur zum Training, sondern zur Vermittlung der dazu notwendigen Kompetenzen und Fertigkeiten.
Zeitdauer	20–25 min
Methode	Der Vorschlag für dieses Modul besteht aus einer spezifischen methodischen Übungsreihe, bei der über die Wahrnehmung von Belastungszeit, Gehgeschwindigkeit und Puls trainiert wird. **Übung 1:** Vermittlung vom Zeitgefühl Die Teilnehmer walken in einem für sie angenehmen Tempo. Die Aufgabe besteht darin, ohne auf die Uhr zu schauen nach gefühlten 2–3 min stehenzubleiben: • Abweichung stoppen (wann steht der Erste, wann steht der Letzte?) • Besprechung von falscher Zeitwahrnehmung • Verringern sich die Abweichungen bei einer Wiederholung der Übung? • Ergänzung oder Variation: 2 min gehen, die Strecke genau merken, dann versuchen nach genau 2 min wieder am Ausgangspunkt zu sein. • Die Teilnehmer sollen lernen, mit einer Geschwindigkeit von ca. 6 km/h zu gehen. Dies bedeutet pro Minute 100 m und stellt für die Zielgruppe ein angemessenes Tempo dar. Für die folgenden Übungen sollte diese Geschwindigkeit zur Orientierung dienen. **Übung 2:** Das Walkingtraining und darin eingebettet: Erlernen des Pulsmessens • Erläuterung Pulsmessen • Gehen mit Pulsmessen • 2 min gehen, Puls schätzen und dann messen **Übung 3:** Walkingtraining und darin eingebettet: Abgleich von objektivem und subjektivem Belastungsempfinden • Vorstellung der Borg-Skala • Nach einer Walkingphase Einschätzung des Borg-Wertes • Nach einer Walkingphase wiederum Einschätzung des Borg-Wertes, aber danach Pulsmessen und durch 10 dividieren. Dies sollte der Borg-Wert sein (Puls 130 entspricht 13 = etwas anstrengend) • Abweichungen sollten besprochen werden **Hausaufgabe:** Wie lange schaffen wir es zu walken, ohne völlig erschöpft zu sein? Die Borg-Skala befindet sich auf der CD ⊙. Es empfiehlt sich eine Verbindung mit dem Modul W 8 Bewegungstagebuch.

8.3 Handlungsmodule

H 3 Ausdauerorientiertes Walkingtraining: Steigerung der Belastung und Vertiefung

Ziel	Vermittlung der Fertigkeiten und Kompetenzen zum selbstständigen Walken Das übergeordnete Ziel der 3 Module H 1, H 2 und H 3 besteht darin, ca. 25–30 min ohne Unterbrechung zu walken.
Erläuterung	Der Inhalt dieses Moduls ist stark von den bisherigen Lernfortschritten der Teilnehmer abhängig. Sollten keine gravierenden Schwierigkeiten mehr bestehen, kann Option 1 verfolgt werden.
Zeitdauer	20–25 min
Methode	**Option 1** **Übung 1:** Kennenlernen und Einsatz eines „Walkingtachos" Kurze Vorstellung der Temposteuerung über die Schrittfrequenz nach dem folgenden Muster in Tabelle 8.3 (Schätzwerte für Körpergröße 1,75 m und Körpergewicht von 75 kg, insbesondere der Energieverbrauch kann je nach Gewicht stark abweichen).

Tab. 8.3: Merkmale unterschiedlicher Gang- und Laufarten

	Schritte pro Minute	Geschwindigkeit in km/h	Energieverbrauch pro Minute in kcal
Langsames Schlendern	40	2,4	3–4
Spazieren gehen	60	3,6	4–5
Walking	100	6	5–6
Intensives Walking	120	7,2	7–8
Jogging	150 (größere Schrittlänge)	12	13–14

Übung 2: Kontrolle der Lernziele nach einem 10-minütigen Walkingtraining
- Nochmalige Technikkontrolle evtl. gegenseitig als Partnerübungen
- Pulsmessen
- Mit Borg-Wert abgleichen
- Gehen mit Pulsmessen
- 2 min gehen, Puls schätzen und dann messen

Übung 3: Abbau aversiver Einstellungen gegenüber körperlicher Aktivität
- Wie fühlen Sie sich nach dem Training?
  - Herausarbeitung positiver Körpersignale
  - Erläuterung der als unangenehm empfundenen Körperwahrnehmung (z.B. Schwitzen, erhöhter Puls, Atemnot)

Übung 4: Alternative Ausdauermethoden
- Welche anderen Möglichkeiten gibt es für ein Ausdauertraining?
  - Rad fahren, Schwimmen, Jogging usw.
  - Erläuterung der Kriterien für ein Ausdauertraining: mindestens 1/5 der Muskulatur sollte bewegt werden (z.B die Beine), in der Regel zyklische Bewegungen, besonders günstige Effekte für das Herz-Kreislauf-System bei einer Trainingsdauer über 20 min (gilt nicht für den Kalorienverbrauch)

H 3 Fortsetzung

Methode	**Option 2** **Übung:** Fehlerkorrektur Es kann auch notwendig sein, die Gruppe zu teilen und beide Optionen durchzuführen. Sollten noch Probleme bei der Bewegungsausführung oder beim Pulsmessen vorhanden sein, müssen diese korrigiert werden. **Hausaufgabe:** Training allein oder die Teilnehmer bilden zu zweit ein Tandem, welches gemeinsam trainiert. Dies verbessert die Compliance erheblich. Das Ziel besteht darin, die Belastung so zu steuern, dass ca. 15 min gewalkt werden kann, ohne völlig erschöpft zu sein. Dies ist die erste Voraussetzung, um die Aktivität als angenehm zu erleben. Es empfiehlt sich eine Verbindung mit dem Modul H 4 zur Körpererfahrung.

H 4 Körperwahrnehmung 1: Aufrecht und doch entspannt

Ziel	Erste Vermittlung der Wahrnehmung des eigenen Körpers. Im ersten Teil soll am Beispiel des aufrechten Stehens und des Gleichgewichts eine öffnende Sensibilität für Körpersignale erreicht werden. Mit einfachen Entspannungsübungen wird eine weitere Sensibilisierung für Körpersignale erreicht.
Erläuterung	Zunächst ist es wichtig, die Kanäle für die Körperwahrnehmung zu öffnen. Dazu dient ein einfaches Beispiel, bei dem propriozeptive Sinneswahrnehmungen genutzt werden. Entspannungsübungen werden von den Teilnehmern schon deshalb dankbar akzeptiert, weil sie einen natürlichen Ruhepol zur ungewohnten körperlichen Beanspruchung bilden. Wichtige Effekte der Entspannung sind [Petermann 1994]: • Neuromuskuläre Veränderungen in Form von Reduktion des Muskeltonus • Kardiovaskuläre Veränderungen wie Gefäßerweiterungen, Reduzierung der Pulsfrequenz, Senkung des Blutdrucks • Verlangsamung der Atmung • Veränderungen des Hautwiderstandes • Psychisch-emotionale Veränderungen schaffen die Grundlage für Verhaltensveränderungen
Zeitdauer	20 min
Methode	**Übung 1:** Der aufrechte Stand. Stehen Sie aufrecht: Woher wissen Sie, dass Sie aufrecht stehen? • Lenkendes Gespräch auf die propriozeptive Wahrnehmung wie Muskelspannung, Druck der Fußsohlen usw. • Stehen mit geschlossenen Augen zur verstärkten Konzentration auf die Signale. • Stehen auf einem Bein mit offenen und geschlossenen Augen • Erläuterung der Bedeutung des aufrechten Standes und des festen Auftritts als wichtiges Persönlichkeitsmerkmal Hinweis: Es empfiehlt sich, Teile dieses Moduls in den Ruhephasen von körperlich beanspruchenden Modulen durchzuführen. Allerdings sollte das Modul nicht so zerstückelt werden, dass der methodische Aufbau verloren geht.

H 4 Fortsetzung

Methode

Übung 2: Einfache Entspannungsübungen
- Einfache Atemübungen im Stehen, Sitzen oder Liegen
- Phantasiereise
- Progressive Muskelentspannung

> Das Verfahren der **Progressiven Muskelentspannung** wurde in den 30er-Jahren von dem Psychologen Edmund Jacobsen [2002] in Amerika entwickelt und wird seit den 60er-Jahren auch in Deutschland eingesetzt. Dieses bekannte Entspannungsverfahren ist einfach anzuwenden und vom Teilnehmer zu erlernen. Die Progressive Muskelentspannung ist sehr einfach durchzuführen: Dazu werden verschiedene größere Muskelpartien angespannt und nach kurzer Zeit wieder entspannt. Der deutlich spürbare Kontrast in der Muskelspannung lässt Entspannungsgefühle deutlicher wahrnehmen.
>
> Für die Durchführung haben sich bestimmte Abfolgen bewährt:
> rechte Hand – rechter Unterarm – rechter Oberarm – linke Hand – linker Unterarm – linker Oberarm – Stirn – Augenpartie – Nase – Mundpartie/Unterkiefer – Nacken – Schultern – Rücken – Bauch – rechter Fuß – rechter Unterschenkel – rechter Oberschenkel – linker Fuß – linker Unterschenkel – linker Oberschenkel.
>
> Diese Muskelgruppen sollten jeweils für 4–6 Sekunden kontrahiert werden. Die Konzentration sollte auf die der Anspannung folgende Entspannung gelenkt werden.
>
> Zum Anschluss sollte der erzielte Entspannungszustand noch einige Minuten durch Liegen erhalten bleiben.

H 5 Körperwahrnehmung 2: Achtsamkeit für den eigenen Körper

Ziel

Schulung und Vermittlung von Körperwahrnehmung. Im 2. Teil soll eine verstärkte Achtsamkeit und damit auch mehr Verantwortung für den eigenen Körper erreicht werden.

Erläuterung

Neben den bekannten Ansätzen der Körperwahrnehmung werden hier Anleihen beim Konzept der „Mindfulness" genommen [Langer 1990, Kabat-Zinn 2006]. Diese psychotherapeutischen Verfahren nutzen u.a. meditative Methoden. Sie sind sehr stark in Mode und lassen sich hervorragend mit bewegungstherapeutischen Ansätzen verbinden, da auch in der ursprünglichen psychotherapeutischen Durchführung Bewegungselemente eine große Rolle spielen.

Mindfulness bedeutet zunächst nur die Hinwendung, im aktuellen Augenblick, auf die eigene Person und den eigenen Körper. Dabei spielt die Akzeptanz eine wichtige Rolle. Achtsamkeit bildet auch einen Gegenpol zur bisherigen Missachtung des eigenen Körpers, welche auch im Übergewicht ihren Ausdruck findet.

Wir nutzen dies als grundsätzliche Einstellung, die unsere Körpererfahrungsmodule H 4 und H 5 begleitet.

Allerdings liegen noch keine Studien zum Nutzen bei Gewichtskontrolle vor. Gerade Übergewichtige und adipöse Menschen zeigen oft eine Art von Taubheit oder Blindheit gegenüber Körpersignalen.

H 5 Fortsetzung

Erläuterung	Um Körpersignale für diese Zielgruppe überhaupt erst erfahrbar zu machen, sind methodische Schritte notwendig:
	1. Die Übungseinheit soll so organisiert werden, dass Ruhephasen für die Übungen genutzt werden können.
	2. Für die Teilnehmer ist es sehr hilfreich, wenn konkurrierende Sinne ausgeschaltet werden können. Die Konzentration auf die ungewohnten Körpersignale fällt dann leichter („Legen Sie sich bequem hin, und schließen Sie die Augen").
	3. Körpererfahrungen stellen sich nicht von allein ein, sondern müssen gezielt angesprochen und herausgearbeitet werden.
	4. Körpererfahrungselemente sollten nie zu sehr psychotherapeutisch wirken (dies ist nicht das Ziel, und dazu fehlt uns die Qualifikation), sondern immer an der körperlichen Aktivität orientiert sein.
	5. Um Körpererfahrung der Teilnehmer zu ermöglichen, muss der Kursleiter
	  – informieren: Wohin soll die Aufmerksamkeit gelenkt werden?
	  – organisieren: Aufgaben so gestalten, dass Körpererfahrung leichter wird.
	  – sensibilisieren: Öffnen von Wahrnehmungskanälen.

Zeitdauer	15–20 min
Methode	**Übung 1:** Signale vom Körper empfangen nach einer Phase körperlicher Aktivität. • Das achtsame Wahrnehmen des ganzen Körpers (body-scan) spielt im Mindfulness-Ansatz eine wichtige Rolle. • Die Teilnehmer sollten sitzen oder liegen. • Was spüren Sie jetzt und hier? • Unterstützende und lenkende Fragen nach Muskelspannung, Atmung, Puls, Körperauflage etc. **Übung 2:** Empfangene Signale vom Körper bewerten. • Welche der Signale sind angenehm und welche unangenehm? • Warum empfinde ich bestimmte Signale als unangenehm? • Können unangenehme Gefühle auch umgedeutet werden? (Erschöpfung ist für viele Menschen ein unangenehmes Gefühl, Erschöpfung nach dem Sport ist aber angenehm!) Herausarbeiten von positiven Signalen, aber auch mehr Verantwortung für den eigenen Körper. Optional Übung 3: Positive Körpersignale durch körperliche Aktivität hervorrufen. Wie kann ich durch körperliche Aktivität positive Signale hervorrufen oder negative vermeiden? Hausaufgabe: Wie fühle ich mich nach einer Walkingeinheit? Sammeln und aufschreiben von Körpersignalen. H 5 sollte immer in Verbindung mit den Modulen H 1, H 2, H 3 durchgeführt werden.

8.3 Handlungsmodule

H 6 Muskelaufbautraining 1: Muskulatur – der Schlüssel zur Fitness

Ziel	Vermittlung grundlegender Übungen zum Aufbau von Muskulatur und Schaffung von Verständnis für die grundlegende Funktion der Muskulatur für die Fitness und die Energiebilanz. Im ersten Teil wird eine Kräftigung der unteren Extremitäten angestrebt.
Erläuterung	Eine hinreichend ausgebildete Muskulatur ist der Grundlage für die individuelle Fitness. Dies bedeutet in diesem Zusammenhang die Fähigkeit, die alltägliche Belastung ohne übermäßige Ermüdung zu bewältigen. Darüber hinaus bedeutet Fitness, genügend Energie zu haben, um sein Leben zu genießen und auch unvorhergesehene Ereignisse zu bewältigen. Es ist davon auszugehen, dass bei den Teilnehmern Muskulatur zu gering ausgeprägt ist und deshalb erst aufgebaut werden muss. Ein dazu notwendiges Muskelaufbautraining ist die am häufigsten verwendete Trainingsform im Gesundheits- und Präventionsbereich. Das Training ist durch höhere Wiederholungszahlen (6–12) gekennzeichnet. Die Belastungsintensität liegt im mittleren Bereich (40–70%). Die Bewegungsausführung ist nicht schnell und sollte in einem mittleren Tempo und gleichmäßig sein. Das Ziel besteht darin, zunächst eine intra- und intermuskuläre Koordinationsverbesserung und dann eine Vergrößerung des Muskelquerschnitts und dadurch eine höhere Muskelmasse zu erreichen. Da in der Regel nicht auf Krafttrainingsgeräte zurückgegriffen werden kann, beschränken sich die Beispiele auf den Einsatz von Thera-Bändern, mit denen die entsprechenden Reize gesetzt werden können.
Zeitdauer	20 min
Methode	Dosierung und Trainingssteuerung sollte der Kursleiter unter Berücksichtigung der jeweiligen Teilnehmerzusammensetzung vornehmen. Aus diesem Grund wurde auf entsprechende Hinweise verzichtet. Für die Dauer der einzelnen Übungen finden sich Vorschläge, die einfache kognitive Anforderungen enthalten. • **Übung 1: Kräftigung der hinteren Oberschenkelmuskulatur, Po- und Rückenmuskulatur** Legen Sie sich auf den Rücken. Stellen Sie beide Füße parallel auf. Heben Sie das Becken vom Boden ab. Wenn Sie mögen, ziehen Sie die Fußspitzen an. Zählen Sie von 0–20 in Zweierabständen (2–4–6–8 usw.). Atmen Sie ruhig und gleichmäßig weiter.

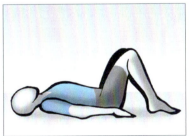 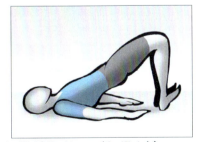

Abb. 8.4: Übung 1 (Quelle: Richtig bewegen Institut http://www.rbinstitut.de)

H 6 Fortsetzung

Methode

- **Übung 2: Kräftigung der Beinmuskulatur**
Stellen Sie sich in Schrittstellung auf die unterste Stufe einer Treppe. Rechtes Bein am Boden. Linkes Bein steht eine Stufe höher. Verlagern Sie Ihr Gewicht auf das linke Bein, und heben Sie das rechte Bein vom Boden ab. Gehen Sie leicht mit dem linken Bein in die Kniebeuge, und zählen Sie von 20 in Zweierschritten rückwärts bis 0 (20–18–16 usw.). Atmen Sie ruhig weiter.
Wiederholen Sie die Übung in umgekehrter Beinstellung (linkes Bein am Boden, rechtes Bein auf Treppenstufe).

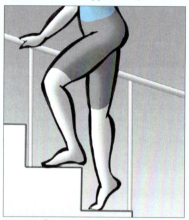 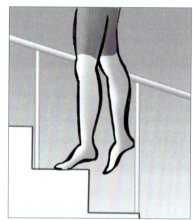

Abb. 8.5: Übung 2 (Quelle: Richtig bewegen Institut http://www.rbinstitut.de)

- **Übung 3: Kräftigung der Beinmuskulatur (Schienbein- und Wadenmuskulatur)**
Setzen Sie sich auf einen Stuhl, und setzen Sie beide Beine im rechten Winkel auf.
Schienbeinübung: Ziehen Sie nun die Zehen beidbeinig zu Ihrem Körper hin an. Zählen Sie rückwärts von 100–90.
Wadenübung: Heben Sie Ihre Fersen an, und gehen Sie auf die Zehenspitzen. Zählen Sie vorwärts von 40–50.
Atmen Sie immer ruhig und gleichmäßig weiter.

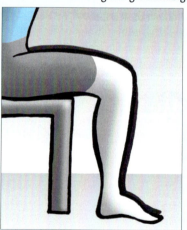 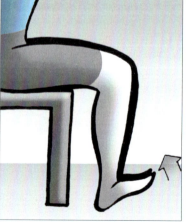

Abb. 8.6: Übung 3 (Quelle: Richtig bewegen Institut http://www.rbinstitut.de)

8.3 Handlungsmodule

H 6 Fortsetzung

Methode

- **Übung 4: Rumpfstabilisierung**
Legen Sie sich auf den Rücken. Stellen Sie beide Füße parallel auf. Heben Sie das Becken vom Boden ab. Wenn Sie mögen, ziehen Sie die Fußspitzen an. Zählen Sie von 0–20 in Zweierabständen (2–4–6–8 usw.).
Atmen Sie ruhig und gleichmäßig weiter.

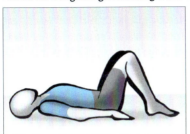 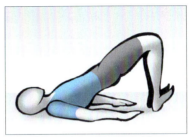

Abb. 8.7: Übung 4 (Quelle: Richtig bewegen Institut http://www.rbinstitut.de)

- **Übung 5: Gesäß- und Rückenstrecker und Rückseite der Oberschenkel**
Gehen Sie auf alle Viere. Beide Knie stehen nebeneinander. Heben Sie das rechte Bein an. Wenn Sie mögen, ziehen Sie die Fußspitze zum Körper an. Zählen Sie langsam von 1–6.
Variante: Sie können sich auch auf die Unterarme stützen.
Atmen Sie ruhig und gleichmäßig weiter.

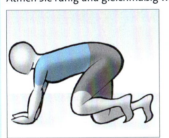 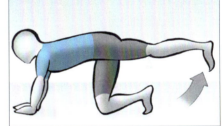

Abb. 8.8: Übung 5 (Quelle: Richtig bewegen Institut http://www.rbinstitut.de)

- **Übung 6: Bauchmuskulatur**
Legen Sie sich auf den Rücken. Beide Arme liegen neben Ihrem Körper auf dem Boden (Handfläche zum Boden). Heben Sie beide Beine so an, dass Unterschenkel und Oberschenkel einen rechten Winkel bilden. Wenn Sie mögen, heben Sie auch beide Arme an und schieben diese in Richtung Ihrer Knie.
Buchstabieren Sie das Wort Unterschenkel.

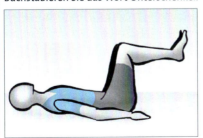 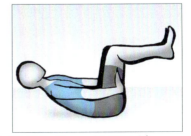

Abb. 8.9: Übung 6 (Quelle: Richtig bewegen Institut http://www.rbinstitut.de)

H 7 Muskelaufbautraining 2: Muskulatur als wirksame Fettschmelze

Ziel	Vermittlung grundlegender Übungen zum Aufbau von Muskelmasse, Schaffung von Verständnis für die grundlegende Funktion der Muskulatur für die Fitness. Im zweiten Teil wird eine Kräftigung des Rückens und der oberen Extremitäten angestrebt.
Zeitdauer	20 min
Methode	• **Übung 1: Kräftigung der Brust- und Schultermuskulatur** Stellen Sie sich in Schrittstellung mit dem Gesicht zur Wand. Legen Sie beide Handflächen schulterhoch parallel auf die Wand. Versuchen Sie, die Wand wegzuschieben. Zählen Sie langsam rückwärts von 10–0. Atmen Sie ruhig und gleichmäßig weiter.

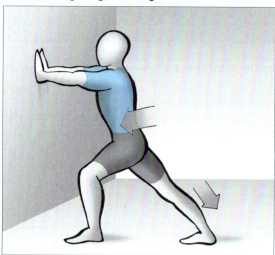

Abb. 8.10: Übung 1 (Quelle: Richtig bewegen Institut http://www.rbinstitut.de)

• **Übung 2: Kräftigung der Brust- und Schultermuskulatur**
Legen Sie sich auf den Bauch. Beide Arme liegen parallel mit den Handflächen nach unten auf dem Boden.
Heben Sie den linken Arm und gleichzeitig das rechte Bein. Wenn Sie mögen, ziehen Sie die Fußspitzen an und/oder die Handflächen.
Wechseln Sie dann zum rechten Arm und linken Bein.

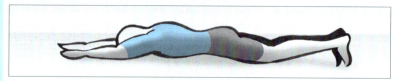

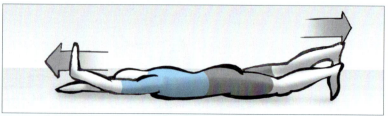

Abb. 8.11: Übung 2 (Quelle: Richtig bewegen Institut http://www.rbinstitut.de)

8.3 Handlungsmodule

H 7 Fortsetzung

Methode

- **Übung 3: Rumpfstabilisation und Bauchmuskulatur**

  Setzen Sie sich auf den Boden, und stützen Sie sich rücklings auf Ihre Ellenbogen. Heben Sie das linke Bein, und ziehen Sie die linke Fußspitze zum Körper an. Buchstabieren Sie das Wort Bauch rückwärts.

  Wechseln Sie nun auf das rechte Bein und buchstabieren Sie das Wort Rumpf rückwärts.

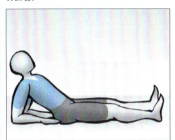 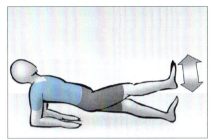

Abb. 8.12: Übung 3 (Quelle: Richtig bewegen Institut http://www.rbinstitut.de)

- **Übung 4: Kräftigung der Oberschenkelmuskulatur**

  Stellen Sie sich rückwärts an eine Wand. Lehnen Sie den Rücken an. Setzen Sie sich auf einen imaginären Stuhl. Buchstabieren Sie das Wort Stuhl rückwärts.

  Diese Übung können Sie auch ohne Wand durchführen.

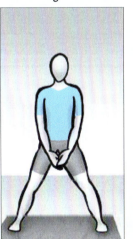 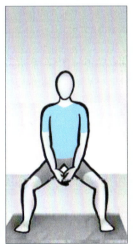 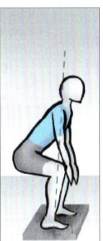

Abb. 8.13: Übung 4 (Quelle: Richtig bewegen Institut http://www.rbinstitut.de)

H 7 Fortsetzung

Methode

- **Übung 5: Kräftigung der schrägen Bauchmuskulatur**
Legen Sie sich rückwärts auf den Boden. Winkeln Sie beide Beine an, sodass Unterschenkel und Oberschenkel einen rechten Winkel bilden. Beide Arme liegen seitlich ausgestreckt am Boden. Handflächen zeigen zum Boden.
Neigen Sie beide Knie leicht nach rechts. Und dann wieder nach links, wie ein Scheibenwischer.
Das Gesäß sollte immer Bodenkontakt haben!

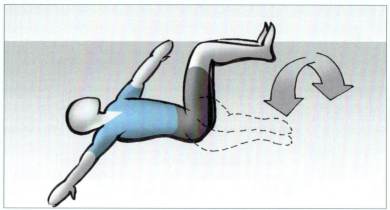

Abb. 8.14: Übung 5 (Quelle: Richtig bewegen Institut http://www.rbinstitut.de)

- **Übung 6: Kräftigung der oberen Rückenmuskulatur**
Hängen Sie das Thera-Band mittig an eine Türklinke. Fassen Sie mit jeder Hand jeweils ein Thera-Bandende. Ziehen Sie diese Enden an Ihren Oberschenkeln vorbei hinter den Rücken. Führen Sie das Thera-Band langsam zurück.

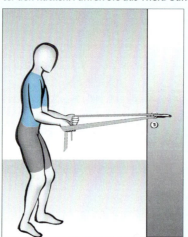 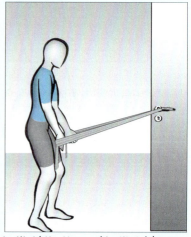

Abb. 8.15: Übung 6 (Quelle: Richtig bewegen Institut http://www.rbinstitut.de)

Hinweis: Übungen mit dem Thera-Band sind für H 6 und H 7 hervorragend geeignet. Eine Übungsauswahl finden Sie in der gängigen Literatur. Die Teilnehmer sollen motiviert werden, sich für die Eigenübungsprogramme (Modul H 10) ein Thera-Band zu kaufen.

H 8 Koordination 1: Grundlagen

Ziel	Vermittlung einfacher und altersgemäßer Übungen zur Verbesserung der Koordination. In beiden Teilen geht es vorwiegend um Gleichgewichtsfähigkeit und Reaktionsfähigkeit. Der erste Teil liefert die Grundlagen, der zweite die Vertiefungen.
Erläuterung	Koordinative Fähigkeiten sind besonders stark von einem altersbedingten Rückgang betroffen. Dieser Rückgang ist aber weniger biologisch determiniert, als dass er durch den Rückgang an körperlicher Aktivität erklärt werden kann. Er lässt sich durch relativ wenig kompensatorische Übungen aufhalten oder gar revidieren. Sehr häufig steht bei einem Koordinationstraining die leistungsbezogene Optimierung der motorischen Fertigkeiten im Vordergrund. Hier geht es vor allem darum • eine Bewegungsqualität zu schaffen, die als Grundlage für Bewegungsfreude dienen kann, • bestimmte Bewegungen so zu ökonomisieren, dass sie nicht mehr als aversiv wahrgenommen werden, • die Gefahr einer schnellen und frustrierenden Ermüdung sowie • die Verletzungsgefahr zu reduzieren. Wenige geeignete Koordinationsübungen schulen Beweglichkeit, Gleichgewicht, Reaktionsvermögen, Orientierungsfähigkeit sowie Steuerungsvermögen. Eine besondere Rolle als Grundlage für die körperliche Aktivität insgesamt spielen dabei die Gleichgewichts- und Reaktionsfähigkeit. Diese sollen im ersten Teil besonders angesprochen und trainiert werden.
Zeitdauer	10–15 min
Methode	**Übung 1: Statisches Gleichgewicht** • Aufrechtes „ruhiges" Stehen • In den Zehenstand gehen (20 langsame Wiederholungen), Gleichgewicht dabei halten • Stehen auf einem Bein • Stehen auf einem Bein mit geschlossenen Augen Bei diesen Übungen empfiehlt sich die Verbindung mit H 4, da hier auch die Körperwahrnehmung, insbesondere die Propriozeption, in hohem Maß geschult wird. **Übung 2: Dynamisches Gleichgewicht** • Gehen und balancieren über eine Langbank oder auf einer Linie • Nach einem Schrittsprung auf einem Bein landen und möglichst schnell sicher stehen **Übung 3: Reaktionsübungen** • Einfache Startübung in Verbindung mit Walkingübungen • Gehen und Laufen im Wechsel auf optische oder akustische Signale

H 9 Koordination 2: Schaffung von Bewegungsfreude durch Spiele

Ziel	Vermittlung von Koordinationsübungen zur Vertiefung durch spielerische Vermittlung und dadurch Schaffung von Bewegungsfreude. Vertiefung zur Anpassungsfähigkeit und Orientierungsfähigkeit.
Erläuterung	In der sportwissenschaftlichen Diskussion zu den koordinativen Fähigkeiten gibt es unterschiedliche Strukturierungsansätze. Für das Bewegungsprogramm zum Deltaprinzip sind neben der Gleichgewichtsfähigkeit und Reaktionsfähigkeit auch die Anpassungsfähigkeit und die Orientierungsfähigkeit von Bedeutung. Diese tragen insgesamt dazu bei, dass körperliche Aktivität weniger als aversiv, sondern als angenehm erlebt wird. Hierzu eignen sich besonders kleine Spiele mit einem möglichst geringen Konkurrenzgedanken. Diese haben neben der gleichzeitigen Koordinationsschulung weitere Vorteile: • Kleine Spiele haben ein einfaches Regelwerk. • Die Regeln lassen sich variabel gestalten. • Kleine Spiele brauchen keine aufwendigen Spielgeräte, Tore oder Netze. • Kleine Spiele können mit variabler Teilnehmerzahl gespielt werden. • Kleine Spiele erfordern keine sportlichen Vorerfahrungen oder Fertigkeiten.
Zeitdauer	10–15 min
Methode	Einfache Lauf- oder Fangspiele, z.B. • Kettenfangen • Komm mit – Lauf weg • Faules Ei • Schwarz – Weiß • Staffelformen, bei denen sich möglichst viele Teilnehmer gleichzeitig bewegen. Einfache Spiele mit Bällen, z.B. • Luftballons • Pushbälle • Pezzibälle New Games Spielvorschläge finden sich in einschlägiger Fachliteratur, inzwischen auch noch schneller im Internet, z.B. • http://www.kleine-spiele.org/ • http://www.volleyball-training.de/aufwaermen_koordination.htm • http://www.thillm.de/thillm/service/publikation/demos/mat_088/pages/ueb/beweg_spiel/spiele.htm

H 10 Die Jeden-Tag-Gymnastik für zu Hause

Ziel	Vermittlung eines Kurzprogramms von 6 gymnastischen Übungen, die jeden Tag zu Hause durchgeführt werden sollen.
Erläuterung	Ein wesentlicher Grundgedanke des Deltaprinzips besteht in der langfristigen Regelmäßigkeit. Es ist deshalb erforderlich, innerhalb des Programms eine gebrauchsfertige Anleitung zur Durchführung eines kleinen Gymnastikprogramms zu erhalten. Die Übungen sollten weitgehend aus Kräftigungsübungen bestehen, die mit dem Thera-Band durchzuführen sind. Um die Durchführung zu unterstützen und zu erleichtern, empfehlen sich folgende Gebrauchsanleitungen: • Die Übungen jeden Tag durchführen. • Die Übungen jeden Tag zur selben Zeit durchführen. • Empfehlung: Jeden Tag abends im Bad nach dem Zähneputzen (oder morgens)
Zeitdauer	10 min
Methode	1. Auswahl der Übungen aus den Modulen H 6, H 7 und H 8. 2. Die Übungszusammenstellung kann unter Umständen an die individuellen Verhältnisse angepasst werden. 3. Durchführung der Übung in der Stunde. 4. Korrektur und Hinweise zur Durchführung. 5. Nach 1 Woche nochmals Übungsausführung überprüfen und gegebenenfalls korrigieren.

H 11 Freizeitsportarten kennenlernen

Ziel	Kennenlernen von geeigneten Freizeitsportarten, die die Wahrscheinlichkeit erhöhen, dass der Teilnehmer seine körperliche Aktivität steigert und beibehält. Beratung hinsichtlich sinnvoller Freizeitsportarten.
Erläuterung	Gewichtsreduktion und Gesundheit ist ein sehr geeignetes **Zuwendungsmotiv** zu sportlichen Aktivitäten. Allerdings ist es weitaus weniger als **Durchhaltemotiv** geeignet. Zahlreiche Studien bestätigen die hohen Abbrecherquoten bei Bewegungsangeboten, die ausschließlich auf die Nachhaltigkeit des Motivs „schlank und gesund" setzten. In den Modulen H 1, H 2 und H 3 wurde Walking ausführlich vorgestellt, um damit eine vielfach nutzbare und effektive Aktivität einzuführen. Das Modul H 11 versucht eine Art „Speed dating" mit verschiedenen Freizeitsportaktivitäten. Die Teilnehmer sollen in möglichst kurzer Zeit möglichst viele Freizeitsportarten kennenlernen. Es kann durchaus sinnvoll sein, dieses Modul zu zerlegen und Aktivitäten, die sich in einem geschlossenen Programm nur schwer verwirklichen lassen, als Hausaufgaben zu verordnen. Deshalb hier nur eine kurze Vorstellung von Aktivitäten und den dabei zu berücksichtigenden Merkmalen sowie ein Vorschlag zur Durchführung dieses Moduls. • **Vom Walking zum Jogging** Joggen ist nicht die Fortführung des Walking, Joggen stellt eine andere Belastungsform dar. Damit kann auch eine deutlich höhere Belastung erreicht werden. Es sollten nur diejenigen Teilnehmer dazu ermuntert werden, die sich durch Walking nicht ausreichend belastet fühlen. Es sollte ausdrücklich auf die höhere biomechanische Belastung der Gelenke beim Joggen hingewiesen werden.

H 11 Fortsetzung

Erläuterung
- **Fahrrad fahren**
  Der überragende gesundheitliche Wert des Radfahrens ist unbestritten. Zahlreiche Studien belegen dessen positive Effekte auf die Ausdauerleistungsfähigkeit und die Kraftausdauer mit hohem gesundheitsfördernden Potenzial. Radfahren ist auch besonders geeignet, um körperliche Aktivität und Naturerlebnis zu verbinden. Mit dem Fahrrad werden körperliche Aktivität und positive Erlebnisse verbunden. Insbesondere die neuen technologischen Entwicklungen (z.B. Vollfederung) machen das Radfahren zu einer Aktivität mit hoher Attraktivität für die Teilnehmer. Der Energieverbrauch liegt bei 15 km/h bei ca. 400 kcal und ist vor allem durch die lange Zeitdauer von Interesse. Eine Radtour von 4 Stunden erbringt ein Delta von 1600 kcal (in Abhängigkeit von der Geschwindigkeit)!
  Es sollten aber folgende Aspekte dazu angesprochen werden:
  – Fahrradmodelle, Ausrüstung und Sicherheitshinweise
  – Fahrtechniken (u.a. Steuern, Bremstechniken)
  – Belastungssteuerung: Bedeutung von Trittfrequenz und Puls (z.B. Grundlagenausdauertraining: Puls 60–70% vom Maximalwert im flachem Gelände mit hoher Trittfrequenz 90–100 Umdrehungen pro Minute.
  – Es sollte auf örtliche Anbieter, z.B. Fahrradclubs wie den ADFC (Allgemeiner deutscher Fahrradclub), verwiesen werden.

- **Schwimmen**
  Während Radfahren sehr gut mit Alltagsaktivitäten verbunden werden kann, ist dies für Schwimmen nicht möglich (es sei denn, man wohnt auf einer Insel). Trotz der unbestreitbaren Vorteile, die das Schwimmen als Aktivität für Übergewichtige hat, kommen noch weitere Nutzerbarrieren hinzu. Übergewichtige und Adipöse trauen sich oft nicht in öffentliche Bäder, und schon die Anschaffung von Badekleidung ist manchmal ein Problem. Trotzdem sollten die Teilnehmer bestärkt werden, denn schon beim traditionellen gemächlichen Brustschwimmen werden pro Stunde stolze 640 kcal verbraucht (Person mit 70 kg).

- **Inlineskating**
  Inlineskating beansprucht die wichtigsten Muskelgruppen, trainiert das Herz-Kreislauf-System und belastet dabei die Gelenke in sehr geringen Maße. Daneben schult Inlineskating wichtige koordinative Fähigkeiten wie Gleichgewicht und Reaktionsfähigkeit. Der Energieverbrauch liegt pro Stunde bei ca. 500 kcal bei 70 kg. Die mit dem Inlineskaten verbundenen hohen Unfallzahlen, die gerade in der Zielgruppe bedeutend sind, haben zwei Ursachen: mangelnde Technik und fehlende Schutzkleidung. Dies lässt sich nur durch entsprechende Schulung abbauen. Sicher eignet sich die Empfehlung nur für einen Teil der Teilnehmer, aber Inlineskating hat einen hohen Aufforderungscharakter und verbindet Spaß mit Dynamik. Darüber hinaus befindet sich Inline Skating gerade im Übergang von einer jugendlichen Trendsportart zu einem anerkannten gesundheitsorientierten Ausdauertraining. Innerhalb des Angebotes sollten die Teilnehmer auf folgende Aspekte hingewiesen werden:
  – Ausrüstung
  – Sturztechniken
  – einfache Fahrtechniken
  – Bremstechniken (Heelstop und T-brake)
  – Anbieterqualifikationen, örtliche Anbieter mit geeigneten Qualifikationen (z.B. Instruktoren des Deutschen Inliner Verbands)

H 11 Fortsetzung

Erläuterung
- **Weitere mögliche Aktivitäten**
  - Kegeln: Der Energieverbrauch liegt pro Stunde bei ca. 245 kcal bei 70 kg.
  - Tanzen: Der Energieverbrauch liegt pro Stunde bei ca. 320 kcal bei 70 kg.
  - Badminton: Der Energieverbrauch liegt pro Stunde bei ca. 560 kcal bei 70 kg.

  Alle Angaben zum Energieverbrauch sind stark abhängig von der Intensität der Aktivität. So steigt der Verbrauch auf dem Fahrrad bei Tempo 25 km/h auf 840 kcal pro Stunde gegenüber 400 kcal bei 15 km/h.

H 12 Bewegung in den Alltag integrieren

Ziel
Unterstützung bei der Integration von mehr körperlicher Aktivität in den Alltag, Beratung bei Veränderungen des Lebensstils.

Erläuterung
Es ist nur schwer möglich, ein wirklich wirksames Delta zu erreichen, ohne dass mehr körperliche Aktivität in den Alltag integriert wird. Diese langfristigen Veränderungen gehören zu den Zielen, die am schwierigsten zu erreichen sind. Deshalb sollten die zur Verfügung stehenden Erkenntnisse der Gesundheitspsychologie und der Sporttherapie sinnvoll genutzt werden. Der vorgeschlagene methodische Weg tut dies.

Zeitdauer
20 min

Methode
1. **Chancen erkennen und nutzen**
   Als Hausaufgabe soll das eigene Bewegungstagebuch (CD ⊘) über eine normale Arbeitswoche ausgefüllt werden. Der Teilnehmer sucht nach Möglichkeiten, mehr körperliche Aktivität einzubauen. Probleme sollten gemeinsam gelöst werden (Wer Zeit fürs Essen hat, muss auch Zeit für Bewegung haben). Ein wichtige „Deltaquelle" sind Alltagsaktivitäten. Treppe statt Fahrstuhl, Fahrrad statt Auto; Gartenarbeit und Hausarbeit sind richtige Kalorienfresser und sollten als solche auch genutzt werden.
2. **Informieren**
   Wir informieren die Teilnehmer über günstige und geeignete Aktivitätsformen. Dabei sollten die individuellen Potenziale und Vorlieben berücksichtigt werden (Steht am Arbeitsplatz eine Duschmöglichkeit zur Verfügung?).
3. **Realistische und messbare Ziele setzen**
   Wenn feststeht, wann und welche Art von Aktivität durchgeführt werden soll, werden diese in realistische Ziele umgesetzt. Unrealistisch wäre das Ziel, bei einer Entfernung von 12 km jeden Tag mit dem Fahrrad zur Arbeit fahren zu wollen. Realitätsgerecht ist aber das Ziel, pro Woche 2-mal mit dem Fahrrad zu fahren. Dies ergibt bereits ein Delta von ca. 1800 kcal pro Woche. Es empfiehlt sich, bei den Zielen die Bodenhaftung zu wahren, langsam zu beginnen und dann zu steigern. Gesteckte Ziele, die nicht erreicht werden, frustrieren, erreichte Ziele motivieren und geben Rückenwind.
4. **Strategien gegen Hindernisse entwickeln.**
   Hierzu finden sich Empfehlungen im Modul W 10.
5. **Soziale Unterstützung durch Freunde und Familie schafft sanften Druck.**
   Fordern Sie die Teilnehmer auf, möglichst vielen Menschen in ihrer sozialen Umgebung von ihren Plänen zu berichten. Dies erhöht den Verpflichtungsgrad und schafft Unterstützungsquellen.

   H 12 sollte mit dem Modul W 10 verknüpft werden. Informationen zur Bewegungspyramide liefert das Modul W 7. Die Vordrucke zum Bewegungstagebuch und zur Bewegungspyramide finden sich auf der CD ⊘.

8.4 Module zur Veränderung von Einstellungen und Emotionen

*Tue Deinem Leib Gutes,
damit Deine Seele Lust hat, darin zu wohnen.*
Theresa von Avila

Basisinformation für diese Module
Die Wissens- und Handlungsmodule sind alleine ganz gut geeignet, um einen ersten Gewichtsverlust einzuleiten. Um allerdings diesen Gewichtsverlust langfristig zu halten, ist es notwendig, ebenso langfristig und konsequent ausreichend körperlich aktiv zu sein. Dazu bedarf es des Einsatzes von Modulen, die die dazu notwendige psychosoziale Unterstützung geben und eine Art von emotionaler Bindung zu körperlicher Aktivität bilden. Diese Module sollen Einstellungen verändern, Bewertungen neu justieren und emotionale Bindungen schaffen. Teilweise werden auch Kognitionen angesprochen, sodass die Grenzziehung zu den Wissensmodulen nicht immer einfach ist. Die zugrunde gelegten Theorien und Modellanschauungen werden im Kapitel 7 ausführlicher begründet und beschrieben. Konkret geht es darum,

- den Teilnehmer bei der Entwicklung neuer Einstellungen zu unterstützen,
- hemmende Einstellungen abzubauen,
- sinnvolle Einstellungen zu stärken,
- realistische Einschätzungen des eigenen Verhaltens zu erlangen.

Die Module sind in aller Regel nicht so zu verstehen, dass sie als zeitlich abgeschlossene und inhaltlich abgegrenzte Bausteine genutzt werden können. Sie begleiten und benutzen viel mehr die anderen Module als Szenarien, um die genannten Ziele zu erreichen. Um z.B. Selbstwirksamkeit erfahren zu können, muss körperliche Aktivität erst durchgeführt, als wirksam erlebt und dann auf die eigene Aktivität zurückverwiesen werden.

Für die meisten Übergewichtigen stellt sich ihr Übergewicht als eine Art von permanenter Verletzung des Selbstbewusstseins dar. Dies rührt auch daher, dass die meisten Betroffenen eine Vielzahl von Versuchen hinter sich haben, dieses Problem zu lösen. Alle endeten erfolglos, sonst wären sie nicht Teilnehmer. Diese besondere Situation macht es notwendig, den psychosozialen und emotionalen Aspekten genauso viel oder noch mehr Aufmerksamkeit zu schenken als z.B. den Trainingshinweisen in den Handlungsmodulen.

Durch die Integration dieser Module wird aus dem Bewegungsprogramm, wie bereits schon erwähnt, keine Psychotherapie. Trotzdem sollten die bereits erwähnten Grundprinzipien kommunikativer Strategien gerade bei diesen Modulen eingehalten werden [Cooper, Fairburn, Hawker 2008]:

- emotionales Einfühlen und emotionale Schwingungsfähigkeit
- zuhören, ohne zu bewerten
- Mehrdeutigkeiten in den Aussagen aufgreifen und gemeinsam klären
- den Schwerpunkt auf die positiven Aspekte legen
- gemeinsame Lösungen suchen

8.4 Module zur Veränderung von Einstellungen und Emotionen

E 1 Vermittlung von Selbstwirksamkeitserfahrungen: Handlungserwartung

Ziel
Vermittlung von Selbstwirksamkeitserfahrungen im Rahmen von körperlicher Aktivität. Im ersten Schritt geht es darum, die sogenannte Handlungserwartung zu vermitteln. Diese sorgt dafür, dass der Teilnehmer lernt, wie er eine Anforderung bewältigen kann.

Erläuterung
Übergewicht und dessen Wahrnehmung von den Betroffenen ist oft mit einer Entwertung der eigenen Person verbunden. Diese rührt nicht nur vom Übergewicht selbst, sondern auch von der oft gemachten Erfahrung, durch eigenes Tun nicht so wirksam zu sein, wie man sich dies wünscht. Es kommt erschwerend hinzu, dass Übergewicht zum einen ein höchst persönliches und individuelles Problem darstellt und zum anderen nur durch das eigene Verhalten verändert werden kann (auch Menschen mit chirurgischen Eingriffen, z.B. Magenband, müssen ihr Verhalten ändern). Somit findet sich sehr häufig bei Betroffenen ein durch lange negative Erfahrungen stark zersetztes Gefühl für Selbstwirksamkeit.
Das Konzept der Selbstwirksamkeit, besser noch der Selbstwirksamkeitserwartung (vgl. auch Kap. 7), wurde vor ca. 30 Jahren von dem Sozialpsychologen Bandura vorgestellt. Selbstwirksamkeitserwartung ist individuell sehr unterschiedlich ausgeprägt und bezeichnet die Überzeugung, dass man durch eigene Ressourcen und Kompetenzen eine bestimmte Handlung oder ein eigenes Ziel erreichen kann. Bei einer Betrachtung der typischen Quellen, aus denen sich heraus die Selbstwirksamkeitserwartung konstituiert, wird deutlich, wie bedeutsam dies für Übergewichtige ist. Selbstwirksamkeitserwartung speist sich aus

- der Meisterung schwieriger Situationen:
Aber das permanente Scheitern kennzeichnet den Weg zum Übergewicht!
- dem Lernen an erfolgreichen Modellen:
Aber die Umgebung ist voll von gescheiterten Modellen, die demotivieren!
- sozialer Unterstützung:
Aber die soziale Umwelt gibt recht wenig an geeigneter Unterstützung!

Der besondere Charme von Bewegungsprogrammen liegt im Gegensatz zu diesen Erfahrungen eindeutig darin, dass jede Form von körperlicher Aktivität auf die Selbstwirksamkeit zurückgeführt werden kann.
Wir nutzen in den Modulen E 1 und E 2 die drei beschriebenen Quellen, um die spezifische Selbstwirksamkeitserwartung zu erzeugen.
In diesem Modul geht es zunächst darum, durch die Vermittlung von zielführenden Handlungen die notwendige Handlungserwartung zu schaffen.

Zeitdauer
10–15 min

Methode
Steigerung der Handlungskompetenz
- Ziele setzen
  - realistisch (ohne Unterbrechung 20 min walken)
  - überschaubar (bis in 4 Wochen)
  - verbindlich (wir walken die Strecke gemeinsam)
- Wege aufzeigen und demonstrieren, wie diese Ziele erreicht werden können
- Zielerreichung als selbst bewirkt wahrnehmen lassen

Es muss auf jeden Fall gewährleistet sein, dass das Ziel erreicht wird, deshalb sollten die Ziele defensiv festgelegt werden und sehr genau zur Leistungsfähigkeit des Teilnehmers passen.
E 1 muss mit einem Handlungsmodul verbunden werden, besonders geeignet sind die Module H 1, H 2 und H 3.

E 2 Vermittlung von Selbstwirksamkeitserfahrungen: Kompetenzerwartung

Ziel	Vermittlung von Selbstwirksamkeitserfahrungen im Rahmen von körperlicher Aktivität. Als nächster Schritt folgt die Kompetenzerwartung.
Erläuterung	Ich will es provokativ ausdrücken: Vor dem Hintergrund des sozialkognitiven Modells der Selbstwirksamkeit von Bandura (vgl. Kap. 7) ist es weitaus wichtiger, an die selbst hervorgerufene Wirkung zu glauben, als diese wirklich erzeugt zu haben! Umgekehrt sind Wirkungen sinnlos, wenn sie der Teilnehmer nicht erkennt. Genau darum geht es in den Modulen E 1 und E 2. Während im ersten Teil vor allem die Handlungserwartung bearbeitet wurde, der Teilnehmer also gelernt hat, welche Handlungen zielführend sind, geht es in diesem Modul um die Kompetenzerwartung und das zu erwartende Ergebnis der Handlung. Davon ist abhängig, wie groß die Motivation und die Anstrengungsbereitschaft ausfallen. Beide sind von Bedeutung, wenn es um die selbstverantwortliche und langfristige Bindung an körperliche Aktivität geht.
Methode	Dazu greifen wir nochmals auf die von Bandura vorgestellten Quellen der Selbstwirksamkeit zurück und nutzen diese systematisch. Dazu gehören: • **eigenes Handeln** Körperliche Aktivität ist immer mit eigenem Handeln verbunden. Es muss nur als erfolgreich und selbst verursacht wahrgenommen werden (vgl. Modul E 1). • **stellvertretende Erfahrungen ähnlicher Personen** Gerade in der Gruppe ergeben sich zahlreiche Möglichkeiten des Modelllernens. Es muss aber gezielt und systematisch angesprochen werden. • **sprachliche Überzeugung (z.B. gutes Zureden)** Dies spielt im Konzept von Bandura eine wichtige Rolle, sollte in diesem Kontext vor allem in Form der Selbstinstruktion eingeübt werden („Lassen Sie sich nur von jemandem überzeugen, der Sie gut kennt!"). Einfache Formeln sind hier schon erfolgreich. • **Gefühlserregung** Wenn wir es schaffen, die körperliche Aktivität mit angenehmen Gefühlen zu verbinden, ist hier schon sehr viel erreicht. Dazu kann auch die Selbstaufmerksamkeit und Achtsamkeit genutzt werden. Insgesamt trägt die Vermittlung der Selbstwirksamkeitserfahrung dazu bei, die Anstrengungsbereitschaft und das Selbstwertgefühl zu steigern.

E 3 Schaffung von sozialer Unterstützung 1

Ziel	Vermittlung eines Klimas von sozialer Unterstützung, welches dem Teilnehmer hilft, den Umfang körperlicher Aktivität zu erhöhen. Im ersten Teil geht es um die allgemeine sozialsupportive Begleitung und Steuerung der Stunde.
Erläuterung	Bandura definiert das komplexe System soziale Unterstützung auf „Fremdhilfen, die dem einzelnen durch Beziehungen und Kontakte mit seiner sozialen Umwelt zugänglich sind und die dazu beitragen, dass die Gesundheit erhalten bzw. Krankheiten vermieden, psychische oder somatische Belastungen ohne Schaden für die Gesundheit überstanden und die Folgen von Krankheiten überwunden werden" [Bandura 1981]. Dieses Zitat umschreibt die Ziele des Moduls relativ genau.

E 3 Fortsetzung

Erläuterung

Die Rolle der sozialen Unterstützung im Zusammenhang mit gesundheitsorientiertem Verhalten und deshalb auch bei einer Gewichtsregulation ist unbestritten (vgl. dazu Modul E 1). Die ursprüngliche Annahme einer grundsätzlich positiven Korrelation nach dem Muster „je mehr soziale Unterstützung, desto besser die Gesundheit" erwies sich als zunehmend unhaltbar, je mehr in diesem Bereich geforscht wurde. Inzwischen besteht Einigkeit darüber, dass nur die von Betroffenen auch positiv wahrgenommene Unterstützung hilfreich ist. Es ist deshalb wichtig, zwischen *erhaltener* und *wahrgenommener* sozialer Unterstützung zu unterscheiden. In Bezug auf Bewegungsprogramme kann davon ausgegangen werden, dass der sozialen Interaktion als unterstützendem Moment eine wichtige Rolle als gesundheitsbezogenem Wirkmechanismus der Bewegung zukommt. Insbesondere die in solchen Situationen gegebene Wahlfreiheit der Interaktionspartner scheint hier von Bedeutung zu sein.

Zeitdauer

10–20 min

Methode

Das Thema soziale Unterstützung findet sich hier zwar in Form von zwei geschlossenen Modulen. Es ist aber günstiger, diese Modulinhalte eher als eine begleitende und steuernde Aktivität zu behandeln, die mehr den Charakter einer begleitenden Grundhaltung als einer definierten Intervention hat. Anstelle einer methodischen Anregung ist es deshalb sinnvoll, auf die Situationen hinzuweisen, die eine Option zur sozialen Unterstützung bieten:

1. **Instrumentelle Unterstützung:** Soziale Unterstützung durch konkretes Handeln
   - Angemessene Informationsvermittlung
   - Spezifische Beratung
   - Schaffung eines positiven sozialen Klimas
   - Vermittlung von einer angemessenen Orientierung
2. **Informationelle Unterstützung:** Soziale Unterstützung der Vermittlung von Einstellungen und Kognitionen
   - Vermittlung von Anerkennung
   - Vermittlung von persönlicher Wertschätzung und Wärme
   - Vermittlung eines wichtigen Status
   - Vermittlung von Akzeptanz
   - Vermittlung eines Gefühls der Zugehörigkeit
   - Vermittlung des Gefühls integriert zu sein und gebraucht zu werden
3. **Emotionale Unterstützung:** Vermittlung von Emotionen und kommunikativen Kompetenzen
   - Vermittlung von Geborgenheit
   - Vermittlung von Liebe und Zuneigung
   - Motivationale Unterstützung
   - Vermittlung von kommunikativen Kompetenzen

Es gelingt in aller Regel, diese soziale Unterstützung in Bewegungsprogrammen zu vermitteln. Kennzeichnend dafür sind typische Aussagen von Teilnehmern [Huber 1999]: „Mir ist es wichtig, dass ich in der Sportgruppe nette Leute treffe." „Die Teilnehmer in der Gruppe helfen mir, mit meinen gesundheitlichen Problemen fertig zu werden." „In der Sportgruppe ist der Kontakt zu anderen Menschen sehr wichtig." Besonders geeignet in Bewegungsangeboten sind Spielformen jeder Art. Im nächsten Modul E 4 finden sich Hinweise zur Umsetzung eines solchen Konzeptes.

E 4 Schaffung von sozialer Unterstützung 2

Beim Spiel kann man einen Menschen in einer Stunde besser kennenlernen als im Gespräch in einem Jahr.
Platon

Ziel	Vermittlung eines Klimas von sozialer Unterstützung, welches dem Teilnehmer hilft, den Umfang körperlicher Aktivität zu erhöhen. Im zweiten Teil geht es um konkrete inhaltliche Angebote.
Erläuterung	Die Einbettung eines Teilnehmers in eine unterstützende soziale Umgebung gelingt nicht immer automatisch im Rahmen von Bewegungsprogrammen. Sportliche Aktivitäten in Gruppen scheinen aber in der Lage zu sein, ein entsprechendes Klima zu schaffen. Es ist auch davon auszugehen, dass die erhaltene soziale Unterstützung die Bewältigung des Problems Übergewicht und Adipositas wirkungsvoll unterstützt. Wie bereits erwähnt, ist es nicht gerechtfertigt, vorhandene soziale Interaktion gleich als soziale Unterstützung zu charakterisieren. Es geht deshalb um die Förderung der Interaktion, die von den Teilnehmern als hilfreich empfunden wird. Es ist deshalb wichtig, das Bedürfnis nach sozialer Unterstützung bei den Teilnehmern abzuschätzen und ihnen bei der Suche nach sozialer Unterstützung zu helfen.
Zeitdauer	15–20 min Auch hier handelt es sich um einen theoretischen Zeitbedarf, da das Modul nach Bedarf auf die Übungseinheiten verteilt werden sollte.
Methode	Die Vermittlung von sozialer Unterstützung wird an 3 Umsetzungsmöglichkeiten erläutert: **1. Kennenlernspiele** Gruppen sind zunächst durch Unsicherheit geprägt und müssen sich erst finden. Dazu eignen sich kleine Spiele hervorragend. Für eine spielerische Ausrichtung sprechen noch weitere Punkte: • Spiele bieten Gemeinschaftserlebnisse, wie sie sonst in modernen Gesellschaften nicht vermittelt werden. • Spiele bieten die Chance zur Selbstverwirklichung, sie bieten die Chance der Probehandlung. Im Spiel kann man konsequenzlos emotional agieren und reagieren. • Spiele motivieren. • Spiele schaffen ein sozial-integratives Klima. **2. Kommunikationsfördernde Angebote wie Partnerübungen** Angemessene Partnerübung mit allmählich schwindender Distanz und erst spätem Körperkontakt verschaffen neue Erfahrungen und können soziale Unterstützung gewähren. Berühren und berührt zu werden, ist für viele Übergewichtige ungewohnt (deshalb auch eine wichtige Intervention) und muss behutsam aufgebaut werden. **3. Schaffung von Kommunikationsanlässen** Bewegungsaufgaben, die Absprache und damit Kommunikation erfordern, sind geeignete Kommunikationsförderer. Beispiele: • Als Gruppenaufgabe den Turnkasten möglichst schnell zerlegen, transportieren und wieder zusammenbauen. • Nach einer Walkingeinheit nach Zuruf auf einer Linie nach dem Geburtstag aufstellen. • Möglichst viele Teilnehmer stehen auf einer Langbank und halten sich gegenseitig fest. • Partner finden: Auf Zuruf finden sich aus dem Laufen/Walken Partner mit gleichen Merkmalen zusammen (Farbe des T-Shirts, Schuhmarke, Haarfarbe, Automarke usw.).

E 5 Beteiligt statt nur betroffen: Kontrollüberzeugung

Ziel	Zurückgabe der Kontrolle: Vermittlung einer gewichtsspezifischen internalen Kontrollüberzeugung
Erläuterung	Mit den Modulen E 1, E 5 und E 6 möchten wir aus Betroffenen Beteiligte machen, die ihre scheinbare Ohnmacht gegenüber dem Problem Übergewicht aufgeben und die in den Wissens- und Handlungsmodulen vermittelten Inhalte selbstverantwortlich nutzen. Diese Veränderung der wahrgenommenen Kontrolle stellt sich nicht automatisch ein, sondern muss als begleitende, aber gezielte Intervention durchgeführt werden. Das gesundheitspsychologische Modell der Kontrollüberzeugung wurde bereits im Kapitel 7 erläutert. Für die Intervention ist es notwendig, zwischen Kontrolle und der damit verbundenen Kognition zu differenzieren: • Unter Kontrolle versteht man den Prozess, in dem ein Teilnehmer die Eintrittswahrscheinlichkeit von Ereignissen und deren Qualität beeinflusst. • Die Kontrollkognition ist der dahinterliegende Verarbeitungsprozess, bei dem internale und externale Einflüsse auf Handlungen deren Ergebnisse und Ereignisse erwartet, vermutet oder wahrgenommen werden. Es ist daher notwendig, über die Kontrollerfahrung („Ich habe Kontrolle ...") und deren kognitive Verarbeitung („Ich werde auch in der Zukunft Kontrolle haben ...") die adipositasspezifische Kontrollüberzeugung langfristig und dauerhaft zu verändern.
Zeitdauer	15–20 min Auch hier handelt es sich um einen theoretischen Zeitbedarf, da das Modul nach Bedarf auf die Übungseinheiten verteilt werden sollte.
Methode	Zahlreiche der in den Handlungsmodulen enthaltenen Elemente sind geeignet, um die Kontrollüberzeugung zu verändern und internalisieren. Dazu sollte folgende Strukturierung eingehalten werden: Die Aufnahme körperlicher oder insbesondere sportlicher Aktivität als Handlung vermittelt immer ein Handlungsergebnis. Dieses Ergebnis sollte, was nach den vorhandenen Erfahrungen nicht allzu schwer ist, so gestaltet sein, dass es von der betreffenden Person als positiv wahrgenommen wird. Danach empfiehlt sich in der Bearbeitung folgendes Argumentationsmuster: • **Erklären von Ursachen:** „Durch wen ist das Ergebnis zustande gekommen?" Den erbrachten Leistungen werden die Ursachen zugeschrieben und als individuell und internal vermittelt. • **Erklären der Handlungsrelevanz von Attributen:** „Warum ist es wichtig, zu wissen, wer etwas verursacht hat?" • **Umattribuierungen:** „Sie sollten sich zukünftig mehr als Beteiligter und viel weniger als Betroffener sehen!" Effekte, die durch körperliche Aktivität erzielt werden, sind bedeutsam und selbst verursacht. Körperliche Aktivität gibt die Kontrolle zurück und verändert die Kontrollüberzeugung. Bei Unterschätzung der erzielten Leistung sollten selbstwertförderliche Rückmeldungen gegeben werden. Im weiteren Verlauf kann noch differenziert werden zwischen der • **Handlungskontrolle** (Kompetenzerwartungen und Kompetenzüberzeugungen) „Kann ich das?" • **Ergebniskontrolle** (Kontrollerwartungen) „Welche Wirkung hat das?" • **Konsequenzkontrolle** (Effektivitätserwartungen) „Welche Auswirkungen hat das für mich?" Veränderungen der Attribuierungen brauchen Handlungen und deren Ergebnisse. Dieses Modul muss daher sowohl mit Handlungs- als auch Wissensmodulen vernetzt werden.

E 6 Beteiligt statt nur betroffen: Abbau von ungünstigen Attribuierungsmustern

Ziel	Zurückgabe der Kontrolle: Vermittlung einer gewichtsspezifischen internalen Kontrollüberzeugung durch den Abbau von übergewichtsstabilisierenden Attribuierungsmustern
Erläuterung	Kontrollüberzeugungen und die diesen vorausgehende Ursachensuche entstehen immer dann, wenn für einen Menschen negative oder unerwartete Ereignisse auftreten. Wenn alles wie gewohnt läuft, sucht man nicht nach den Ursachen. Kontrollüberzeugungen entwickeln sich über einen längeren Zeitraum als Ergebnis von vielschichtigen Lern- und Sozialisationsprozessen und sind dann auch relativ stabil. Sie sind zunächst bipolar angelegt („Sowohl die Umwelt als auch ich sind für mein Übergewicht verantwortlich."), werden dann aber auf der Grundlage von gemachten Erfahrungen und vor allem von Misserfolgen häufig eindimensional („Die Umwelt, Veranlagung, Genetik ist verantwortlich"). Es ist zunächst vernünftig, externale Faktoren für ein individuelles Scheitern im Kampf gegen das Übergewicht verantwortlich zu machen, denn diese Prozesse sind in der Regel sehr stark selbstwertstabilisierend. Allerdings verhindert diese Überzeugung den eigenständigen Start in einen aktiveren Lebensstil und ist damit eine bedeutende Nutzerbarriere. Es ist deshalb sinnvoll, solche ungünstigen Annahmen abzubauen.
Zeitdauer	15–20 min Auch hier handelt es sich um einen theoretischen Zeitbedarf, da das Modul nach Bedarf auf die Übungseinheiten verteilt werden sollte.
Methode	Hier geht es um den Abbau adipositasspezifischer Attribuierungsmuster. Diese müssen im ersten Schritt diagnostiziert werden. Typischerweise zeigen sich diese in folgenden Merkmalen: • **Unterlassung der Anstrengung** („Es macht keinen Sinn, sich anzustrengen, es ändert ja doch nichts …") • **Selbstbeeinträchtigung** („Ich hab gar keine Chance, etwas gegen mein Übergewicht zu tun …") • **Defensiver Pessimismus** („Es bringt ja doch alles nichts …") Es ist offensichtlich, dass wir bei vielen betroffenen Menschen diese Einstellungen finden. Solange diese nicht angegangen werden, wird keine Intervention auf der Handlungsebene erfolgreich sein. Folgende Schritte sind dagegen hilfreich: • **Plausibilitätsprüfung** Die vorgebrachten Argumente bestehen keinen Plausibilitätstest. Die Frage nach der selbst verursachten Energiebilanz („Wie viele Kalorien verbrauchen Sie durch körperliche Aktivität?") wird dabei nahezu für jeden Teilnehmer zu einem Elchtest (Dazu sind die in den Wissensmodulen vorgeschlagen Inhalte hervorragend geeignet.). • **Modellierung** Es können Beispiele und Modelle für einen angemessenen und erfolgreichen Umgang mit dem eigenen Übergewicht gezeigt werden. • **Erläutern und kommentieren** Erläutern, warum die Überzeugung falsch ist. Klar machen, dass unter mehreren Milliarden Erdbewohnern nur eine einzige Person in der Lage ist, das Problem zu lösen: Er/sie selbst! Dieses Modul muss sowohl mit Handlungs- als auch Wissensmodulen vernetzt werden.

E 7 Förderung der Motivation 1

Ziel	Förderung der Motivation zur Erhöhung des Umfangs der körperlichen Aktivität. Dies geschieht, indem die motivationsfördernden Faktoren der Erwartung, ob ein Ergebnis erreicht wird und welcher Wert diesem Ergebnis zugemessen wird, verändert werden.
Erläuterung	Motivation und deren Förderung ist Gegenstand von psychologischer und erziehungswissenschaftlicher Forschung, auf deren Vielfalt hier nicht eingegangen werden soll und kann. Was wir aber übernehmen, ist die zunächst wertfreie und neutrale Bedeutung, die für die wissenschaftliche Auseinandersetzung kennzeichnend ist. Deshalb sind unsere Teilnehmer auch nicht unmotiviert, im Gegenteil sie sind teilweise hoch motiviert. Was uns hier weiterhilft, ist der Begriff des Motivs: Motive bestimmen, vereinfacht ausgedrückt, die Richtung und die Energie unserer Handlungen. Die gewünschte und die bei den Teilnehmern tatsächlich vorhandene Motivation unterscheiden sich vor allem in der Richtung. Motivationsförderung bedeutet also, der in nahezu jedem Menschen vorhandenen Motivation die richtige Richtung zu geben. Dazu hilft uns die in Kapitel 7 bereits vorgestellte Modellanschauung des Erwartung-mal-Wert-Modells. Demnach ist für die Motivation entscheidend, welche Erwartung der Teilnehmer hat, erfolgreich zu sein, und welchen Wert er dem womöglich noch unsicheren Ausgang dieser Handlung beimisst.
Zeitdauer	10–20 min Es handelt es sich um einen theoretischen Zeitbedarf, da das Modul eher eine Grundhaltung beschreibt und nach Bedarf auf die Übungseinheiten verteilt werden sollte.
Methode	Die Motivation kann in die richtige Richtung gelenkt werden, wenn der Teilnehmer davon überzeugt ist, erfolgreich zu sein. In den Wissensmodulen sollte vermittelt werden, welcher Wert einem durch körperliche Aktivität erhöhten Kalorienverbrauch im Deltaprinzip zukommt. Bewegungsprogramme haben ein sehr hohes Potenzial durch folgende Merkmale: • Bewegungsprogramme setzen immer ein gewünschtes Verhalten, nämlich die Erhöhung der körperlichen Aktivität, in „Bewegung". • Bewegungsprogramme steuern Aktivitäten auf ein bestimmtes Ziel hin. • In Bewegungsprogrammen können Aktivitäten effektiv gesteuert werden. • Bewegungsprogramme steuern die Ausdauer, mit der ein bestimmtes Ziel erreicht werden soll. Dieses Potenzial entfaltet sich nicht automatisch durch körperliche Aktivität (sonst bestünde kein Bedarf an solchen Programmen), sondern es muss gezielt eingesetzt und inszeniert werden. Wichtige Steuergrößen, um den Wert eines Handlungsergebnisses zu erhöhen, sind: • **Wichtigkeit** Bewegung ist die wichtigste Interventionsmöglichkeit • **Nützlichkeit** Bewegung ist die effektivste Interventionsmöglichkeit • **Freude/Spaß** Bewegung ist im Gegensatz zu Diäten mit einem Zugewinn an Lebensqualität verbunden • **Aufwand** Durch mehr Bewegung entsteht ein extrem günstiges Verhältnis zwischen Aufwand und Nutzen Dieses Modul muss sowohl mit Handlungs- als auch Wissensmodulen vernetzt werden.

E 8	Förderung der Motivation 2
Ziel	Förderung der Motivation zur Erhöhung des Umfangs der körperlichen Aktivität durch den situativen Einsatz von Motivationsregeln
Erläuterung	Auf der Basis des Erwartung-mal-Wert-Modells lassen sich übergreifende Regeln ableiten, die in verschiedenen Anwendungsfeldern helfen können, die Motivation in die gewünschte Richtung zu bringen. Einer der wirkungsvollsten Algorithmen dazu wurde von Rheinberg auf der Grundlage der Arbeiten von Heckhausen formuliert [Rheinberg 2004]: 1. Steht das Ergebnis der beabsichtigten Handlung bereits fest? Wenn ja, tue nichts! Wenn nein: 2. Ist das Ergebnis der beabsichtigten Handlung durch mich beeinflussbar? Wenn nein, tue nichts! Wenn ja: 3. Ist für mich das Ergebnis der beabsichtigten Handlung wichtig genug? Wenn nein, tue nichts! Wenn ja: 4. Hat das Ergebnis der beabsichtigten Handlung gewünschte Folgen? Wenn nein, tue nichts! Wenn ja: Handeln Eine weitere bedeutsame Richtung der Motivationspsychologie beschäftigt sich mit der Erforschung der übergeordneten Motive und Motivstrukturen, die Menschen besonders ansprechen.
Zeitdauer	10–20 min Aber auch hier eher begleitend als in einem abgeschlossenen Modul
Methode	Die methodischen Hinweise ergeben sich bereits aus dem oben skizzierten Algorithmus. Wir müssen nur dafür sorgen, dass dieser Algorithmus die gewünschten Antworten zeigt. Die folgenden Schlüsselfragen können dabei helfen: • Verspricht die Tätigkeit Spaß? • Wird die Tätigkeit von anderen erwartet? • Hat die Tätigkeit ein erkennbares und wünschenswertes Ergebnis? • Bin ich in der Lage, das Ergebnis herbeizuführen? • Erlebe ich die Tätigkeit zumindest angenehm? Hinsichtlich der übergeordneten Motivstrukturen finden sich zahlreiche Ordnungsvorschläge, die Grundmotive wie **Leistung, Anschluss, Macht** usw. thematisieren. Spitzer schlägt mit einer US-typischen „Super-Motivation" folgende Motive vor, an die bei Bewegungsprogrammen besonders günstig angeknüpft werden kann: • Action (Aktion) • Fun (Spaß) • Variety (Abwechslung) • Choice (Auswahl) • Social Interaction (Soziale Interaktion) • Error Tolerance (Fehlertoleranz) • Measurement (Erfolgsmessung) • Feedback (Rückmeldungen) • Challenge (Herausforderung) • Recognition (Anerkennung) Viele der hier genannten Elemente sind Bestandteile des modularen Systems. Es scheint deshalb nicht besonders schwierig zu sein, an diese Motive anzuknüpfen. Spitzer betont, dass „any activity can be made highly motivating if a motivating context is added to the basic task" [Spitzer 1996].

8.4 Module zur Veränderung von Einstellungen und Emotionen

E 9 Die 6-V-Methode

Ziel	Einsatz der 6-V-Methode zur Verbesserung der langfristigen Bindung an körperliche Aktivität
Erläuterung	Das Konzept einer einfachen, aber wirkungsvollen Optimierung von Behandlungsstrategien stammt von Atreja, Bellam und Levy [2005]. Allerdings konzentrieren sich ihre Ausführungen vor allem auf die Compliance in der Einnahme von Medikamenten. Es bedarf einiger Transferleistungen, um diese Überlegungen zu übertragen. Im Kapitel 7.5 wurde das Modell bereits vorgestellt. In diesem Modul finden sich Hinweise zur konkreten Umsetzung.
Zeitdauer	insgesamt 10–20 min, aber auch hier eher begleitend
Methode	Im Folgenden finden sich Vorschläge, wie sich die übergeordneten Vorgaben im Rahmen des Deltaprinzips umsetzen lassen. Vereinfache die Behandlungsbedingungen: • Verbindung von Handeln, Wissen und Emotion • Anpassung von Art und Umfang der körperlichen Aktivität an die spezifischen Lebensbedingungen des Teilnehmers • Einsatz unterstützender Methoden (Telefonanrufe) • Nutzung von unterstützenden Hilfsmitteln wie Bewegungstagebuch, Bewegungspyramide und den Visualisierungen (s. beiliegende CD ⊘) Vermittle für die Bewegungstherapie relevantes Wissen: • siehe dazu die Module W 1 bis W 12 Verändere die Einstellungen des Patienten: • Analyse und Abbau von Nutzerbarrieren • Einsatz adäquater Verstärkungsmaßnahmen • verändere die Kontrollmeinungen (s. Module E 5 und E 6) • verändere die Wahrnehmung der Selbstwirksamkeit (s. Module E 1 und E 2) Verbessere die Interaktion mit den Patienten (s. dazu auch die Hinweise in den Modulen E 3 und E 4): • aktives Zuhören • klare und eindeutige Botschaften • die Integration des Patienten; er sollte in relevante Entscheidungen einbezogen werden • Patienten sollten über Telefon oder E-Mail kontaktiert werden Verhältnisse des Lebensstils müssen berücksichtigt werden (s. Module W 11 und H 11): • Analyse und Beachtung des individuellen Lebensstils Evaluiere die Compliance des Patienten • Kontrolle der Mitwirkung des Patienten durch geeignete Assessmentverfahren (z.B. Bewegungstagebuch) • Rückmeldung geben • Hausaufgaben Die zahlreichen Querverweise machen deutlich, dass viele der vorgestellten Überlegungen in das modulare Konzept schon integriert wurden.

E 10 Stimmungsmanagement durch Bewegung

Ziel	Vermittlung der körperlichen Aktivität als geeignete Maßnahme, um individuelles Stimmungsmanagement zu betreiben.
Erläuterung	„Essen, um die Stimmung zu verbessern" ist ein häufig genannter Grund, wenn man nach den Ursachen des Übergewichtes und der Adipositas fahndet. Stimmungen sind zwar nicht sehr stabil, aber trotzdem bilden sie eine bedeutsame Grundlage unserer Emotionen. Stimmungsmanagement dient dazu, • negative Stimmungen zu reduzieren, • positive Stimmungen zu stärken, • emotionale Gespanntheit zu steigern, • emotionale Gespanntheit zu reduzieren. Die Biografien der Teilnehmer sind häufig dadurch gekennzeichnet, dass das Regulativ der Emotionen die Nahrung dabei war, wobei sehr häufig Kalorienzahl und Emotionsstärke in direktem Zusammenhang stehen. Der Teilnehmer muss deshalb lernen, dass Bewegung nicht nur für die Kalorienbilanz günstig ist, sondern eine nachfolgende Stimmungsverbesserung hier fast sicher ist. Effektives Stimmungsmanagement durch Bewegung ist doppelt effektiv: Zum einen reduziert sich die Zahl der Stresskalorien (Nervennahrung), zum anderen erhöht sich der Verbrauch durch körperliche Aktivität; das Delta wird größer.
Zeitdauer	insgesamt 10–20 min, aber auch hier eher begleitend als in abgeschlossener Form
Methode	Der Teilnehmer kann Situationen, die negative Stimmungen auslösen, meiden oder reduzieren. Dies wird nicht oder nicht immer gelingen. Deshalb ist es notwendig, dass der Teilnehmer zunächst erfährt, dass Essen kein angemessenes Stimmungsmanagement darstellt. Erst dann kann er lernen, sein individuelles Stimmungsmanagement zu betreiben, indem er körperlich aktiv wird. Es gibt keine evidenzgesicherten Strategien, um ein effektives Stimmungsmanagement zu betreiben. Im Folgenden findet sich eine Zusammenstellung von Maßnahmen, die sich auf der Grundlage psychologischer Modelle als sinnvoll erwiesen haben. Es sollte aber zunächst geklärt werden, was die negative Stimmung verursacht. Kann diese Situation in Zukunft vermieden werden? Im direkten Umgang mit der negativen Stimmung haben sich folgende Taktiken bewährt: • Aktivität aufsuchen, die Spaß macht (typischerweise Bewegung, kein Essen!) • soziale Unterstützung erhalten • soziale Unterstützung geben • kalorienfreie Belohnungen (Kaffee, Tee, Wasser) • Entspannung oder Achtsamkeit (Module H 6 und H 7) Darüber hinaus haben sich auch kognitive Umstrukturierungsversuche als recht erfolgreich erwiesen („Betrachten Sie das Problem anders"). Sie können auch untereinander kombiniert werden.

8.5 Evaluationsmodule

Basisinformation für diese Module
Die Evaluation des Bewegungsprogramm ist aus den folgenden Gründen notwendig:

- **Optimierung der Programmkonzeption**
  Evaluation zeigt Stärken und Schwächen der zu untersuchenden Intervention und der Modulzusammenstellung. Dies ist Voraussetzung und Grundlage zur Optimierung des Programms.
- **Feedback für Patienten**
  Die hier vorgestellten Module beruhen darauf, spezifische Fortschritte und Erfolge zu nutzen, um beim Teilnehmer übergreifende Lernprozesse und Einstellungsänderungen anzustoßen. Dazu benötigt man objektive Information über den Fortschritt, um sie im Rahmen von gesundheitspsychologischen Überlegungen (z.B. Kontrollüberzeugungen) nutzbar zu machen.
- **Legitimation/Zielerreichung**
  Erst der Nachweis eines durch die Intervention geschaffenen Mehrwerts legitimiert diesen innerhalb des Spektrums der Angebote im Gesundheitssystem. Dies gilt insbesondere für eine Lebensstiländerung durch Bewegung, für die immer die Gefahr besteht, der privaten Lebensführung zugerechnet zu werden.

Entsprechend diesen Forderungen sollen auch diese Modulzusammenstellungen qualitativ abgesichert werden. In den dazu entwickelten Modulen geht es um die Ergebnisqualität, wozu folgende Aspekte berücksichtigt wurden:

- Es wurden Verfahren bevorzugt, die organisatorisch und zeitlich im Rahmen des Bewegungsangebotes durchgeführt werden können.
- Es wurden Verfahren ausgewählt, die ohne großen apparativen Aufwand auskommen.

In Kapitel 3 finden sich noch grundlegende Hinweise (z.B. zur Gewichtsmessung).

Für die Programmplanung ist zunächst zu differenzieren zwischen der Basisdokumentation, die unabhängig vom jeweiligen Angebot die zur Dokumentation wesentlichen Aspekte enthält (Modul Eva 1), und der Evaluation, die eine Überprüfung der jeweiligen durch die Intervention hervorgerufenen Veränderungen erlaubt (Modul Eva 2). Dabei ist zu berücksichtigen, dass zeitlich und organisatorisch aufwendige Evaluationen nicht in regulären Bewegungsprogrammen verwirklicht werden können.

Eva 1 Basisdokumentation

Ziel	Dokumentation des Bewegungsprogramms
Erläuterung und Methode	Die Basisdokumentation sollte bei einem möglichst geringen Aufwand alle Daten erfassen, die für die Bewegungsfachkraft notwendig sind, um das Angebot durchzuführen und Aussagen über den Verlauf zu machen. Die Basisdokumentation besteht aus: • Teilnehmerliste • erweiterter Teilnehmerliste (optional) • Anwesenheitsliste (Vorsichtig einsetzen, damit die Teilnehmer sich so wenig wie möglich kontrolliert fühlen.) • inhaltliche Dokumentation (Dazu kann eine Kopie der Tabellen der Kursinhalte gezogen werden, die um eine Spalte „Abänderungen" ergänzt wird.) • Bewertung nach Kursende (optional) • Bewegungstagebuch Die hier vorgeschlagene Aufteilung kann nach Bedarf und je nach Angebot noch ausdifferenziert werden.

Ein Beispiel zeigt Tabelle 8.4.

Tab. 8.4: Eva 1 Basisdokumentation – Beispiel einer Aufteilung

Name	Alter	Größe	Gewicht	BMI	Gesundheitliche Probleme/ Medikation	Berufliche Belastung	Sportliche Vorerfahrung
Müller, Heinrich	46	178	102	32	Leichter Bluthochdruck	Überwiegend sitzend	Fußball bis zum 30. Lebensjahr

Eva 2 Evaluationsmethoden

Ziel
Vorschläge zur Durchführung einer begleitenden Evaluation, Dokumentation des Bewegungsprogramms.

Erläuterung und Methode

Erläuterung und Methode
Im Zuge der Evaluationen sollten die gesundheitsrelevanten Bereiche erfasst werden, die sich im Verlauf des Bewegungsprogramms verändern können. Dazu gehören unter anderem:
1. Gewicht und Körperfettanteil
2. Ausdauer
3. Lebensqualität

1. Gewicht und Körperfettanteil

Alle wichtigen Informationen zu diesem Thema finden sich in Kapitel 3. Die wichtigsten Aussagen sind hier zusammengefasst.

Neben einfach zu überprüfenden Variablen wie dem Körpergewicht ergibt sich ergänzend die Möglichkeit, den Körperfettanteil zu erfassen. Dazu stehen unterschiedliche Verfahren zur Verfügung. Die erste Gruppe bilden die anthropometrischen Indizes: Deren Gebrauch ist weit verbreitet, die Bewertungskriterien beruhen auf Krankendaten oder sind aus Daten zur Lebenserwartung abgeleitet worden [Metropolitan Life Insurance Company 1959 und 1983].

Dazu gehören:
- **Broca-Index:** BI = KG / (KL – 100) x 100. Dies ist die weit verbreitete Formel zur Feststellung des Normalgewichts (Normalwerte 90–110).
- **Body-Mass-Index** (BMI): spiegelt das Verhältnis von Größe zu Gewicht wider. Dabei gilt ein BMI zwischen 20 und 25 als normal, Werte darüber als übergewichtig, unter 18 als untergewichtig. Liegt der BMI höher, so steigt mit zunehmendem Lebensalter auch das Gesundheitsrisiko, z.B. für Gefäßkrankheiten. Ein Nachteil bei der Berechnung des BMI liegt darin, dass er nicht auf alle Gewichtstypen angewendet werden kann. Bodybuilder mit dicken Muskelpaketen wären wahrscheinlich eher übergewichtig, denn der BMI kann zwischen Muskel- und Fettmasse nicht unterscheiden. Der BMI errechnet sich aus der Formel:
Körpergewicht in kg/Körpergröße in Meter zum Quadrat
(Beispiel: Gewicht 75 kg, Größe 1,75 m 75/1,75 x 1,75 = 24,5)
- Andere Werte wie der **WHR** (waist to hip ratio; Verhältnis von Bauch- zu Hüftumfang; Bauch- dividiert durch Hüftumfang, Sollwert < 1,0 für Männer und Frauen) werden in Deutschland weniger genutzt. Sobald der WHR > 1,0 ist, steigt wegen der pathophysiologischen Bedeutung des intraabdominalen Fetts das Risiko für das Ent- oder Bestehen einer koronaren Herzkrankheit oder eines metabolischen Syndroms.
- **Bioimpedanzmessung des Körperfettanteils:** Die zweite inzwischen einfach einzusetzende Methode ist die Erfassung des Körperfettanteils durch die Bioimpedanzmethode. Dabei wird der Mensch als ein Biosystem betrachtet, das aus mindestens 2 Kompartimenten, nämlich Fett und fettfreier Körpermasse, besteht, deren Verhältnis und Volumen bestimmt werden kann. Die gemessenen Variablen, wie Körperwasser, Körperfett, Knochendichte und Mineralgehalt der Knochen, variieren dabei intra- und interindividuell nicht nur in Abhängigkeit von der Energie-, Wasser- und Elektrolytbilanz des Menschen, sondern auch von Alter, Geschlecht und

Eva 2 Fortsetzung

Erläuterung und Methode

ethnischer Gruppe. Auswertungen müssen immer vor dem Hintergrund dieser Parameter erfolgen. Darüber hinaus können auch die Bewegungs- und Ernährungstagebücher durch entsprechende Auswertungen zur Evaluation unter Beachtung der Datenschutzbestimmungen eingesetzt werden.

2. Ausdauer

Zur Testung steht eine Reihe von unterschiedlichen Ansätzen zur Verfügung. Die weiteste Verbreitung und die höchste Eignung im Rahmen des Deltaprinzips hat der Walktest.

Dabei handelt es sich um ein valides und einfach durchzuführendes Testverfahren, welches an einer großen Stichprobe validiert wurde [zur genauen Durchführung und Auswertung vgl. UKK 1987]. Die Durchführung wird für die erste und vorletzte Kurseinheit empfohlen. Dieses Verfahren steht in direktem Bezug zu dem durchgeführten Walkingprogramm. Der Test wird über eine Gehstrecke von 2000 m durchgeführt. In die Berechnung der Testwerte, des Walktest-Index, fließen die dafür benötigte Zeit, Belastungspuls, Alter, Geschlecht sowie das Körpergewicht ein, wobei der Wert 100 als alterskorrelierter Durchschnittswert anzusehen ist. Der Walktest soll vorwiegend den Teilnehmern eine Rückmeldung über ihren Leistungsstand geben. Aus diesem Grund werden die Testwerte 5 unterschiedlichen Leistungskategorien zugeordnet, die eine schnelle Einschätzung der Leistungsfähigkeit erlauben (s. Tab. 8.5).

Für alle Verfahren gilt, dass die Gültigkeit, die Zuverlässigkeit und die Objektivität gewährleistet sein müssen.

Tab. 8.5: Fitnesskategorien für den Walktest

Fitnesskategorie	Walktest-Index
Sehr gut	> 130
Ausgezeichnet	120
Gut	110
Mittel	100
Schwach	90
Sehr schwach	< 70

3. Lebensqualität

Hierzu eignet sich der SF-36-Fragebogen. Dabei handelt es sich um ein (krankheitsübergreifendes) Instrument, mit dem ein möglichst vollständiges Bild vom Gesundheitszustand (gesundheitsbezogene, subjektive Lebensqualität) des Teilnehmers erfasst werden soll. Ursprünglich für Gesunde konzipiert, eignet sich der SF-36 auch gut zum Einsatz bei chronisch erkrankten Personen und ist unter internationalen Gesichtspunkten das Instrument mit der weitesten Verbreitung [Huber, Schüle 2004]. Die Langform enthält 36 Fragen und lässt sich in 8 Subskalen untergliedern (s. Tab. 8.6). Diese 8 Subskalen wiederum lassen sich in einer körperlichen und einer psychischen Summenskala zusammenfassen.

Genauere Hinweise zur Testverwendung finden sich unter www.testzentrale.de.
Ein besonderer Vorteil beim Einsatz des SF-36 liegt sicherlich darin, dass umfangreiche Vergleichsdaten vorliegen, die zur Interpretation der vorhandenen Daten dienlich sein können.

8.5 Evaluationsmodule

Eva 2 Fortsetzung

Erläuterung und Methode

Tab. 8.6: Die 8 Subskalen und „Veränderung der Gesundheit" des SF-36 Health Survey [nach Bullinger, Kirchberger 1998]

Konzepte	Itemanzahl	Anzahl der Stufen	Veränderung der Gesundheit
Körperliche Funktionsfähigkeit	10	21	Ausmaß, in dem der Gesundheitszustand körperliche Aktivitäten wie Selbstversorgung, Gehen, Treppen steigen, Bücken, Heben und mittelschwere oder anstrengende Tätigkeiten beeinträchtigt.
Körperliche Rollenfunktion	4	5	Ausmaß, in dem der Gesundheitszustand die Arbeit oder andere tägliche körperliche Aktivitäten beeinträchtigt, z.B. weniger schaffen als gewöhnlich, Einschränkungen in der Art der Aktivitäten oder Schwierigkeiten, bestimmte Aktivitäten auszuführen.
Körperliche Schmerzen	2	11	Ausmaß an Schmerzen und Einfluss der Schmerzen auf die normale Arbeit, sowohl im Haus als auch außerhalb.
Allgemeine Gesundheitswahrnehmung	5	21	Persönliche Beurteilung der Gesundheit, einschließlich des aktuellen Gesundheitszustands, zukünftiger Erwartungen und der Widerstandsfähigkeit gegenüber Erkrankungen.
Vitalität	4	21	Sich energiegeladen und voller Schwung fühlen versus müde und erschöpft.
Soziale Funktionsfähigkeit	2	9	Ausmaß, in dem die körperliche Gesundheit oder emotionale Probleme normale soziale Aktivitäten beeinträchtigen.
Emotionale Rollenfunktion	3	4	Ausmaß, in dem emotionale Probleme die Arbeit oder andere tägliche Aktivitäten beeinträchtigen; u.a. weniger Zeit aufbringen, weniger schaffen und nicht so sorgfältig wie üblich arbeiten.
Psychisches Wohlbefinden	5	26	Allgemeine psychische Gesundheit, einschließlich Depression, Angst, emotionale verhaltensbezogene Kontrolle, allgemeine positive Gestimmtheit.
Veränderung der Gesundheit	1	5	Beurteilung des aktuellen Gesundheitszustandes im Vergleich zum vergangenen Jahr.

8.6 ICF-orientierte Stundenplanung

Angelika Baldus

Die vorliegende Stundenplanung (Tab. 8.7) ist exemplarisch. Eine optimale Stundenplanung würde ein Assessmentergebnis der Teilnehmer voraussetzen.

Die Stundenplanung berücksichtigt die Wissens- und Handlungsmodule und die Module zur Veränderung von Einstellungen und Emotionen gleichermaßen. Im Hinblick auf Versorgungspfade, die eine Über-, Unter- oder Fehlversorgung vermeiden, empfiehlt sich eine Zuordnung der Schwerpunkte der Modulgruppen in sogenannte Cluster.

So könnten beispielsweise in Versorgungseinrichtungen mindestens 2 Schwerpunkt-Versorgungsgruppen angeboten werden:

- **Gruppe 1**: Schwerpunkt Wissen – Handeln (für bereits motivierte Teilnehmer und solche, die wenige ICF-Schlüssel und ein geringes prozentuales Auftreten in den psychischen und psychosozialen Codierungen aufweisen).
- **Gruppe 2**: Schwerpunkt Wissen – Emotion (für wenig motivierte Teilnehmer und solche, die viele ICF-Schlüssel und ein hohes prozentuales Auftreten in den psychischen und psychosozialen Codierungen aufweisen).

Bei Stundenplanungen, in denen die Module Wissen – Handeln – Emotion gleichermaßen berücksichtigt werden, empfiehlt sich ein didaktisch-methodisches Vorgehen nach:

- aufsteigender (emotionaler) Sozialkompetenz (E 1–11; ansonsten fehlt während des Kurses eine Motivation zur Kursdurchführung; ein Drop-out droht)

Tab. 8.7: ICF-orientierte Stundenplanung

Stunde	Didaktisches Lernziel	Kognitives Lernziel: WISSEN	Motorisches Lernziel: HANDELN	Affektives Lernziel: EMOTION	Methodische Hilfen
1	Warum bin ich übergewichtig?	W 7 Evaluation W 8 Schrittzähler und Bewegungstagebuch Kenntnisse: Gewicht-BMI	H 1 Einführung Walken H 2 Belastungsdosierung	E 1 Selbstwirksamkeit	Tagebuch (1.–10. Stunde) Pulsuhr (1.–10. Stunde) Schrittzähler (1.–10. Stunde)
2	Will ich abnehmen?	W 11 Problemlösungsstrategien und Nutzerbarrieren	H 1 Einführung Walken H 2 Belastungsdosierung H 4 KPW	E 2 Selbstwirksamkeitserfahrung E 3 soziale Unterstützung	Borg-Skala
3	Wie nehme ich ab?	W 12 Problemlösungsstrategien/ Antizipation	H 3 Walken und Ausdaueralternativen H 4 KPW	E 2 und E 3 wie Stunde 2	Visualisierung: Bewegungsalternativen und Bewegungspyramide
4	Welche Hilfen habe ich zum Abnehmen?	W 12 Problemlösungsstrategien/ Antizipation	H 3 Walken und Ausdaueralternativen H 4 Körperwahrnehmung	E 4 soziale Unterstützung E 5 Kontrollüberzeugung	Deltaprinzip

8.6 ICF-orientierte Stundenplanung

Tab. 8.7: Fortsetzung

Stunde	Didaktisches Lernziel	Kognitives Lernziel: WISSEN	Motorisches Lernziel: HANDELN	Affektives Lernziel: EMOTION	Methodische Hilfen
5	Wie hilft mir das Deltaprinzip?	W 1 Energiebilanz W 5 Energieverbrauch W 3 Energiedichte und Ernährung	H 6 Muskeltraining H 3 Walken	E 5 Kontrollüberzeugung	Deltaprinzip
6	Wie gehe ich künftig mit Ernährung und Bewegung um?	W 6 Energieverbrauch durch körperliche Aktivität W 4 Energiedichte und Ernährung	H 7 Muskeltraining H 8 Koordination	E 5 Kontrollüberzeugung und E 6 Attribuierung	Visualisierung
7	Wie setze ich die Bausteine des Deltaprinzips ein?	W 7 Energieverbrauch W 9 Ernährungs- und Bewegungspyramide	H 3 Walken und Alternative H 7 Muskeltraining H 8 Koordination		Visualisierung Ernährungs- und Bewegungspyramide
8	Wie erfahre ich die Bausteine des Deltaprinzips?	W 10 Integration in den Alltag	H 8 Koordination	E 7 Motivation	Individuelle Kombination aus H 3, H 4, H 6, 7, 8 erstellen; Visualisierung Gleichgesinnte aus der Gruppe finden
9	Welche Bausteine werde ich künftig alleine nutzen? Empowerment	W 10 Integration in den Alltag W 11 und W 12 Problemlösungsstrategien	Individuelle Kombination anwenden „Tagebuch-Hitliste" als prospektive Planung H 9 Spiel	E 1 Selbstwirksamkeit und E 2 Selbstmanagement E 10 Stimmungsbildung	Ziel setzen: Hochzeit Geburtstag Weihnachten o.Ä. Jour fixe für die Gruppe Gleichgesinnte aus der Gruppe und Netzwerk finden (Verein, Fitnesszentrum, Sportanlage u.Ä.)
10	Empowerment Wie geht's nun alleine weiter?	W 12 Problemlösungsstrategien	H 9 Spiel	E 2 Selbstmanagement E 10 Stimmungsbildung	Ggf. Exkursionen in Netzwerke

- (danach) aufsteigender Handlungskompetenz (von Ausdauer und Körperwahrnehmung (KPW) zur koordinativ anspruchsvolleren Kräftigung und Koordination)
- (schließlich) der Entscheidungskompetenz durch Wissensvermittlung (zur Unterstützung der Handlungs- und Sozialkompetenz)

Spätestens an dieser Stelle wird deutlich, wie sehr Bewegungsinterventionen durch Aspekte der Verhaltensorientierung nicht nur begleitet, sondern geleitet werden müssen.

Literatur

American College of Sports Medicine (1995) ACSM Guidelines for testing and prescription. Williams & Wilkins, Baltimore

Astrand PO (1986) Why exercise? An evolutionary approach. In: Astrand PO, Gauvin L, Wall AE, Towards active living, 147–152. Human Kinetics, Champaign Illinois

Atreja A, Bellam N, Levy SR, Strategies to Enhance Patient Adherence: Making It Simple. MedGenMed (2005), 16, 7, 1, 4

Bandura B (1981) Sozialpolitik und Selbsthilfe aus traditioneller und sozialepidemiologischer Sicht. In: Badura B, von Ferber C (Hrsg.), Selbsthilfe und Selbstorganisation. Die Bedeutung nichtprofessioneller Sozialsysteme für Krankheitsbewältigung, 156. Oldenbourg, München

Bullinger M, Kirchberger I (1998) SF-36 Fragebogen zum Gesundheitszustand – Handanweisung, 12. Hogrefe, Göttingen

Cooper Z, Fairburn C, Hawker D (2008) Kognitive Verhaltenstherapie bei Adipositas. Schattauer, Stuttgart

Döbler E, Döbler H (2003) Kleine Spiele. Das Standardwerk für Ausbildung und Praxis, 22. Aufl. Südwest-Verlag, München

Hoffmann H (1992) Bewegungsanalytische Aspekte des Laufens. In: Binkowski H, Huber G (Hrsg.) Stehen – Gehen – Laufen, 39–66. Sport Consult, Waldenburg

Huber G (1999) Evaluation von Bewegungsprogrammen. Sport Consult, Waldenburg

Huber G, Schüle K (Hrsg.) (2004) Grundlagen der Sporttherapie. Prävention, ambulante und stationäre Rehabilitation, 2. Aufl. Urban & Fischer, München, Jena

Israel S (1992) Stehen – Gehen – Laufen: Schlussfolgerungen für die Prävention. In: Binkowski H, Huber G (Hrsg.) Stehen – Gehen – Laufen, 7–15. Sport Consult, Waldenburg

Jacobsen E (2002) Entspannung als Therapie. Progressive Relaxation in Theorie und Praxis. Klett-Cotta, Stuttgart

Kabat-Zinn J (2006) Zur Besinnung kommen – Die Weisheit der Sinne und der Sinn der Achtsamkeit in einer aus den Fugen geratenen Welt. Arbor, Freiamt

Langer EJ (1990) Mindfulness. Addison-Wesley, Reading MA

Lukaski HC, Methods for the assessment of human body composition: Traditional and new. Am J Clin Nutr (1987), 46, 537–556

Metropolitan Life Insurance Company 1959, 1983: Daten unter www.uni-duesseldorf.de/AWMF/II-na/002-019.htm

Morris JM, Hardman AE, Walking to health. Sports Med (1997), 23, 306–332

Otte P, Über die Beziehung von Alterungsphänomenen und Arthroseentwicklung. Zeitschrift für Orthopädie (1986), 124, 381–384

Petermann F, Vaitl D (Hrsg.) (1994) Handbuch der Entspannungsverfahren, Bd 2 Anwendungen. Psychologische Verlags Union, Weinheim

Rauscher R (2004) Kommunikation und Gesprächsführung. In: Schüle K, Huber G, Grundlagen der Sporttherapie, 225–232. Elsevier, München

von Restorff W et al., Bestimmung des Ernährungszustandes mit der Impedanzmethode. Wehrmed Mschr (1995), 39, 6–15

Rheinberg F (2004) Intrinsische Motivation und Flow-Erleben. In: Heckhausen J, Heckhausen H (Hrsg.) Motivation und Handeln, 3. Aufl. Springer, Berlin

Roche AF, Some aspects of the criterion methods for the measurement of body composition. Hum Biol (1987), 59, 209–220

Spitzer DR, Motivation: The Neglected Factor in Instructional Design. Educational Technology (1996). 5, 6, 45–49

UKK Urho Kekkonnen Institute for Health Promotion Research (1987) Walktest. Tampere, Finland

Stichwortverzeichnis

6-V-Ansatz 87

A

Achtsamkeit für den eigenen Körper 115
Adipositas 1, 45f.
Adipositasprävalenz 7
Adrenalin 69
Affektregulation 32
Agents and Vectors 30
Aktivität, körperliche 58
Alkohol 99
Alltagsbezug 109
Ansätze
  – kognitive 59
  – verhaltensmodifizierende 59
  – verhaltensorientierte 52
Äquivalent, metabolisches 69
Arbeitsunfähigkeit 47
Arthrose 46
Aspekte, gesundheitsökonomische 46
Ätiologie 26
Atkins-Diät 54
Ausdauer 141
Ausdauertraining 38

B

Basic Metabolic Rate 67
Basisdokumentation 140
Basisinformation 95
Bauchmuskulatur 119
Beanspruchung 108
Bedeutsamkeit 80
Behandlungsansätze 51
Belastung 108
Belastungszeit 112
Bewegung 40f., 52, 57
  – Aufwand 135
  – Freude/Spaß 135
  – Nützlichkeit 135
  – Wichtigkeit 135
Bewegungsaktivitäten 3
Bewegungskonzepte 66
Bewegungsmangel 40
Bewegungspyramide 77, 85
Bewegungsumfang 63, 103
Bioimpedanzanalyse (BIA) 21
Bioimpedanzmessung des Körperfettanteils 141
Blutgerinnung 44
Body Composition 20
Body-Mass-Index (BMI) 10, 17, 141
body-scan 116
Borg-Skala 109
Broca-Index 141

C

Causa 26
Chronosystem 28
Cochrane Collaboration 58
Cochrane-Übersicht 58
Contributio 26
Correlatio 26

D

Daten 81
Dauermedikation 47
Deltaprinzip, biopsychosoziales 64
Diabetes mellitus 44
Diabetesrisiko 44
Diäten 52f.
  – Wirkung 57
Differenzierung 108
Dokumentation 140
Dosierung 117
Durchhaltemotiv 125

E

Effekt, thermischer 67
Effektwissen 82
Einfühlen, emotionales 128
Einstellungen
  – hemmende 128
  – neue 128
  – sinnvolle 128
Eiweiß 99
Emotion 80
Energieaufnahme 68
Energiebilanzdefizit 63

Energiedefizit 53
Energieverbrauch 68f.
– durch körperliche Aktivität 67
– in Ruhe 67
Entspannungsübungen 114
Environment 30
Epidemie der Adipositas 5
Epidemiologie 32
Erkrankungen
– dermatologische 44
– des Bewegungsapparates 44
Erkrankungsrisiko, kardiovaskuläres 18
Ernährung 33, 41
Ernährungspyramide 104
Ernährungsumstellung 53, 63
Erwartung 86
Essstörungen 32
Evaluation 139
Evidenz 2
Evidenzbasierung 52
Evidenzlage 57
Evolution 36
Exosystem 28

F

Fahrrad fahren 126
Faktoren, psychosoziale 32
Fatmax 71
Feedback für Patienten 139
Fertigkeiten 113
Fett 22, 35, 99
Fettanteil 18
Fettmasse 21
Fettstoffwechselstörungen 44
Fettverbrennungsplus 70
Flipchart 95
Funktionslust 108

G

Gefäßerweiterungen 114
Gehgeschwindigkeit 112
Gehirn, egoistisches 42
Genetik 39
Geräte 89
Gesäß- und Rückenstrecker 119
Gesundheitsmanagement, betriebliches 88
Gewebsmasse, stoffwechselaktive muskuläre 66
Gewicht 3
Gewichtsabnahme 77
Gewichtsreduzierung 70
Gewichtsreduzierungsprogramme 88

Gewichtsregulation 3
Gewichtssteigerung 56
Gleichgewicht, statisches 123
Globesity 6
Glykämischer Index (GI) 55
Glykogen 55
Grundprinzip 101
Grundregeln 78, 86
Grundumsatz 67

H

Handeln 80
Handhabbarkeit 80
Handlungswissen 82
Hautwiderstand 114
Host 30
Hüft-Taillen-Verhältnis 18
Hüftumfang 20
Hydrodensiometrie 21

I

ICF-Orientierung 93
Idealgewicht 43
Informationen 81
Inlineskating 126
Insulin 55
Insulinausschüttung 55
International Classification of Functioning (ICF) 2

K

Kalorie 98
Kennzahlen der Energieaufnahme 83
Kennzahlen des Energieverbrauchs 83
Kohärenzsinn 80
Kohlenhydrate 35, 99
Kompetenzen 113
Kompetenzerwartung 130
Kontraindikationen 88
Kontrollüberzeugungen 79
Konzept, sozialökologisches 28
Körperfettmessung 20
– mit Infrarot 22
Körperwahrnehmung 114
Körperzusammensetzung 17, 20
Kosten
– direkte 46
– indirekte 46
Kräftigung 117
Krafttraining 38
Krebserkrankungen 45

Kursangebot
- im Fitnessstudio 93
- im Sportverein 93

Kursleiter 89

L

Langfristigkeit 106
LEARN 54
Lebensmittel, diätische 60
Lebensqualität 141
Lebensstil 77
- der Jäger-Sammler 37

Legitimation/Zielerreichung 139
Leistung 136
Lipidoxidation 71
Lösungen 128
Low Carb 56
Low Fat 56
Low-Carb-Low-Fat-Kontroverse 34

M

Macht 136
Makrosystem 28
Masse, fettfreie 21
Mechanismen, psychologische 41
Medikamente 60
Medizinprodukte 60
Mesosystem 28
Mikrosystem 27
Mindfulness 115
Morbidität 44
Mortalität 43
Motivation 86, 109
Motivstruktur 79
Muskelaufbautraining 117
Muskelentspannung, progressive 115
Muskelmasse 66
Muskelzelle 69

N

Nachbrenneffekt 69
Nationale Verzehrsstudie 33
Neubildungen, bösartige 44
Noradrenalin 69
Nutzerbarrieren 77

O

Optimierung der Programmkonzeption 139
Organleistungsfähigkeit, eingeschränkte 108
Ornish-Diät 54

P

Patientenbeteiligung 82
Phantasiereise 115
Pimaindianer 6
Prävalenz 25
Präventionsangebot nach § 20 SGB V 93
Präventionsprogramme 88
Programm, bio-psychosoziales 3
Proteine 35, 99
Prozesse
- endokrinologische 69
- hormonelle 69

Pulsmessen 112

R

Räumlichkeiten 89
Reaktionsübungen 123
Reduktion des Muskeltonus 114
Reduzierung der Pulsfrequenz 114
Regelmäßigkeit 106
Regulationsmechanismen 84
Rehabilitation
- ambulante 88
- stationäre 88

Rehabilitationsklinik 93
Rückmeldung 108
Rückseite der Oberschenkel 119
Ruheumsatz 66
Rumpfstabilisierung 119

S

Salutogenese 80
Schlafapnoe 44
Schlafstörungen 44
Schlussfolgerungsketten 95
Schrittzahlen 103
Schrittzähler 103
Schwimmen 126
Selbstbeobachtung 32
Selbstwirksamkeitserfahrungen 130
Selbstwirksamkeitserwartung 79
Senkung des Blutdrucks 114
Sensibilität 114
Sozialökologisches Modell von Bronfenbrenner 27
Sportprogramme 86
Spurenelemente 99
Stand 114
Stimuluskontrolltechniken 32
Story Telling 97
Stundenplanung 144
System, gastrointestinales 44

T

Tafel 95
Taillenumfang 18, 20
Trainingssteuerung 117
Transtheoretisches Modell (TTM) 84
- Aufrechterhaltung 84
- Handlung 84
- Kontemplation 84
- Präkontemplation 84
- Vorbereitung 84

Triade, epidemiologische 30
Trinken 35

U

Überforderung 108
Übergewicht 1
- im Kindes- und Jugendalter 11

Übungsreihe 112
Umgebung, adipogene 29
Umtauschkurs 101
Unterschenkel 119
Unterstützung, soziale 79

V

Veränderungen 114
Verhaltensveränderungen 114
Verlangsamung der Atmung 114
Verstehbarkeit 80
Vitamine 99

W

Wachstumshormone 69
Walkingtacho 113
Walkingtraining 110
Weisheit 82
Weltanschauung 80
Wert 86
WHO 5
WHR 141
Wirksamkeit 51
Wissen 79f., 82
Wissensbewertung 83
Wissensidentifikation 83
Wissensvermittlung 83

Z

Zielgruppen 89
Zielsetzungen 75
Zone Diät 54
Zuwendungsmotiv 125

Notizen

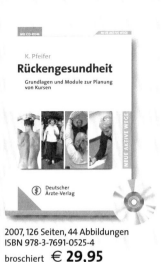

K. Pfeifer
Rückengesundheit
Grundlagen und Module zur Planung von Kursen

2007, 126 Seiten, 44 Abbildungen
ISBN 978-3-7691-0525-4
broschiert € **29,95**

Evidenzbasiertes Kurskonzept zur Prävention und Rehabilitation von Rückenschmerzen

Das Konzept „Rückengesundheit" verbindet Theorie und Praxis. Es stellt Ihnen eine Vielzahl von Modulen zur Verfügung. Mit Hilfe dieser können Sie Ihre Kurs- und Stundenschwerpunkte individuell gestalten.

- 52 verschiedene Module mit Inhalten, Methoden und Durchführungshinweisen zur Kursplanung (auch auf CD-ROM)
- Flexible Wähl- und Kombinierbarkeit der Module
- Beispielhafte Zusammenstellung eines kompletten Kursangebots
- Handzettel und Folien für Kursleiter und Teilnehmer auf CD-ROM

Nutzen Sie die modularen Bausteine zur Gestaltung von individuellen Bewegungsprogrammen!

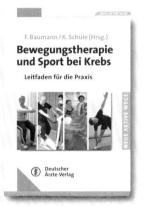

F. Baumann / K. Schüle (Hrsg.)
Bewegungstherapie und Sport bei Krebs
Leitfaden für die Praxis

Reihe „Neue Aktive Wege"
2008, 290 Seiten, 159 Abb.
ISBN 978-3-7691-0564-3
broschiert € **29,95**

Bewegungs- und Sportprogramme für eine erfolgreiche Krebsbehandlung

- Ausdauer-, Kraft-, Koordinations-, Flexibilitäts- und Entspannungstraining mit Krebspatienten
- Bewegungstherapie und Sport bei Brustkrebs, Prostatakrebs, Lungenkrebs, Magen-/Darmkrebs, Leukämien/Lymphomen, Hirntumoren und anderen Tumoren
- Bewegung, Spiel und Sport mit an Krebs erkrankten Kindern und Jugendlichen
- Bewegungstherapie in der palliativen Phase
- Rehabilitationssport in der Krebsnachsorge: Strukturen und gesetzliche Rahmenbedingungen

Mit 12-stündigem Bewegungsprogramm Mammakarzinom für DMP-Patientinnen

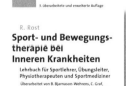

3. überarbeitete und erweiterte Auflage
R. Rost
Sport- und Bewegungstherapie bei Inneren Krankheiten
Lehrbuch für Sportlehrer, Übungsleiter, Physiotherapeuten und Sportmediziner
Überarbeitet von B. Bjarnason-Wehrens, C. Graf, D. Lagerström, E. P. Müller, H.-G. Predel und K. Völker

3. überarb. und erw. Aufl. 2005,
479 Seiten, 114 vierfarb. Abbildungen, 52 Tabellen
ISBN 978-3-7691-0411-0
broschiert € **49,95**

Innere Krankheiten sporttherapeutisch behandeln

Didaktisch kompetent vermittelt das Standardwerk sowohl Basiswissen als auch sporttherapeutische Konsequenzen.
- Atemwegserkrankungen
- Herz-Kreislauf-Erkrankungen
- Erkrankungen des Blutes (Leukämie, AIDS etc.), der Gefäße, der Verdauungsorgane und der Niere
- Krebserkrankungen
- Rheumatologische Erkrankungen
- Rehabilitation

Ihr Know-how für eine interdisziplinäre Sport- und Bewegungstherapie

 Deutscher Ärzte-Verlag
Bestellungen bitte an Ihre Buchhandlung oder Deutscher Ärzte-Verlag, Versandbuchhandlung:
Postfach 400244, 50832 Köln; Tel. (0 22 34) 7011-314 / Fax 7011-476
E-Mail: vsbh@aerzteverlag.de

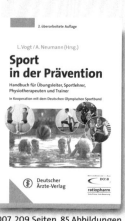

L. Vogt / A. Neumann (Hrsg.)
Sport in der Prävention
Handbuch für Übungsleiter, Sportlehrer, Physiotherapeuten und Trainer
In Kooperation mit dem Deutschen Olympischen Sportbund

2007, 209 Seiten, 85 Abbildungen
in 147 Einzeldarstellungen, 83 Tabellen
ISBN 978-3-7691-0543-8
broschiert € **19,95**

Das Handbuch für Übungsleiter, empfohlen vom DOSB

- Gesundheit und Gesundheitsverständnis
- Training der Koordination, Beweglichkeit, Kraft und Ausdauer
- Gesundheitstraining im Bereich Herz-Kreislauf-System, Haltungs- und Bewegungssystem
- Stressbewältigung und Entspannung
- Ernährung
- Anforderungen an den Kursleiter
- Sportvereine als Träger gesundheitsorientierter Angebote

So sind Sie selbst auf knifflige Fragen der Kursteilnehmer optimal vorbereitet!

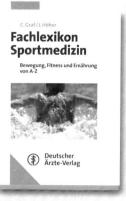

C. Graf / J. Höher
Fachlexikon Sportmedizin
Bewegung, Fitness und Ernährung von A-Z

2009, 291 Seiten, 19 Abb., 19 Tab.
ISBN 978-3-7691-1223-8
broschiert € **29,95**

Sportmedizin von A-Z – übersichtlich und kompakt

Bewegung, Fitness und Ernährung von A-Z

Dieses übersichtliche Nachschlagewerk versorgt Sie mit den wesentlichen präventiven und therapeutischen Basisinformationen aus den Bereichen Sportmedizin, Sportorthopädie/-traumatologie, Sportwissenschaft und Ernährung.

- Übersichtliche alphabetische Reihenfolge
- Präzise Begriffserklärungen
- Berücksichtigt sportmedizinische, sport- und ernährungswissenschaftliche Aspekte
- Mit Handlungsempfehlungen für Ihre Patienten
- Zahlreiche Abbildungen und Tabellen
- Auch für Medizin- und Sportstudenten geeignet

Ihr Nachschlagewerk für Prävention und Therapie!

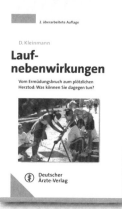

D. Kleinmann
Lauf-nebenwirkungen
Vom Ermüdungsbruch zum plötzlichen Herztod: Was können Sie dagegen tun?

2. überarbeitete Aufl. 2009,
382 Seiten, 99 vierfarb. Abb.
in 130 Einzeldarst., 56 Tabellen
ISBN 978-3-7691-0592-6
broschiert € **39,95**

Vom Ermüdungsbruch zum plötzlichen Herztod: Was können Sie dagegen tun?

Krank durch Laufen?

Laufen ist zu einem Massenphänomen geworden. Daher werden Sie immer häufiger mit den vielfachen Nebenwirkungen des Laufens konfrontiert: Muskelkrämpfe, Arthrosebeschwerden, Unterzuckerung, Herz-Kreislauf- und Magen-Darm-Probleme, plötzlicher Herztod. Hier finden Sie Symptome, Ursachen, Diagnose- und Therapiemöglichkeiten. Anhand von Fallbeispielen erkennen Sie Fehler beim Laufen und wie sie zu vermeiden sind. Sie erfahren, was zu beachten ist, damit Laufen dennoch gesund ist.

Erkennen Sie die Gefahren und beugen Sie Laufschäden vor

Deutscher Ärzte-Verlag

Bestellungen bitte an Ihre Buchhandlung oder Deutscher Ärzte-Verlag, Versandbuchhandlung:
Postfach 400244, 50832 Köln; Tel. (0 22 34) 7011-314 / Fax 7011-476
E-Mail: vsbh@aerzteverlag.de

Systemvoraussetzungen für die Nutzung der CD-ROM
- Microsoft Windows ab 2000
- 256 MB RAM
- CD-ROM-Laufwerk
- Monitor-Auflösung: 1024 x 768 oder höher

Erforderliche Programme zum Anzeigen aller Inhalte der CD-ROM
- Internetzugang
- Adobe Acrobat Reader ab 7.0
- Microsoft Excel ab Version 2000